JN095164

生活と健康
―測定と評価法―

編　集

神奈川歯科大学・
同短期大学部特任教授
荒川浩久

奥羽大学歯学部教授
廣瀬公治

明海大学歯学部教授
安井利一

明海大学保健医療学部・
明海大学歯学部教授
竹下　玲

執　筆

神奈川歯科大学・
同短期大学部特任教授
荒川浩久

神奈川歯科大学大学院
歯学研究科講師
川村和章

神奈川歯科大学大学院
歯学研究科准教授
木本一成

奥羽大学歯学部准教授
車田文雄

奥羽大学歯学部教授
瀬川　洋

神奈川歯科大学大学院
歯学研究科講師
宋　文群

明海大学保健医療学部・
明海大学歯学部教授
竹下　玲

神奈川歯科大学名誉教授
平田幸夫

奥羽大学歯学部教授
廣瀬公治

明海大学歯学部准教授
松本　勝

明海大学歯学部教授
安井利一

奥羽大学歯学部講師
結城昌子

学建書院

はじめに

　本書は，昭和 55 年(1980 年)に出版された「衛生－その考え方と実際－」，平成 9 年(1997年）に出版された「生活と健康－その考え方と測定法－」が前身となっている．

　われわれが抱える現代の環境問題は，シックハウス症候群，ダイオキシン問題をはじめ，オゾン層の破壊，地球温暖化，酸性雨など，枚挙にいとまがない．また廃棄物処理の問題なども早急な対策が望まれる重要な課題となっている．

　さて，言うまでもないことだが，歯科医師は歯科医師法第一条にあるように国民の健康な生活を確保することが使命である．歯科医学教育において，衛生学，公衆衛生学そして口腔衛生学（予防歯科学）など，健康に関する学問がいくつか存在しているが，そのなかでも衛生学は人々の健康を考えるうえでなくてはならない領域である．すなわち，人間生活を考えるときに，人間と環境がお互いに影響を及ぼしているという相対的な思考過程を背景に持っていなければならない．その意味で，衛生学の教育や実習を修了しなければ，およそ健康という概念を理解できるとは思えない．

　歯科医師は国民の健康づくりを支援する専門職種の一翼を担う者として，且つまた，診療室環境の整備によって自らの健康被害をも防ぐ意味から，基本的な衛生学の知識と応用力，さらに実践力が必要である．

　また，実習は，課題の探求，課題の設定，課題へのアプローチと検証，結果と評価，そして報告という一連の科学的方法論を体得する重要な機会でもある．実習のなかで培われる科学的視野と思考過程は，やがて歯科医師として社会で活躍する場面においても大きな意味を持つようになると考えている．歯科医師として修得すべき内容が多岐多彩にわたるなかで，衛生学の実習を通じて，健康科学の基盤形成をして欲しいと願っている．

　　平成 16 年 1 月

　　　　　　　　　　　　　　　　　　　　　　　　　　編 者 一 同

第 6 版発行にあたって

　本書は，増刷のつど，内容の見直し，データの更新を行っているが，第 6 版においても，日本人の食事摂取基準(2020 年版)の改訂に伴う修正を行い，人間の疲労の項では，自覚症しらべの調査表を刷新し，内容の充実をはかった．より使いやすい実習書になれば幸甚である．

　　令和 2 年 2 月

　　　　　　　　　　　　　　　　　　　　　　　　　　編 者 一 同

目　次

1. 生活環境と健康

2. 食生活と栄養

（竹下玲・松本勝）

3. 人間の活動と疲労

（荒川浩久）

4. 学生実習報告の書き方

（竹下玲・松本勝）

1

生活環境と健康

・ 1 ・　温熱環境と健康

1）気温・気湿・気流・輻射熱　air temperature・air humidity・air movement・radiation

　地理的条件による温熱環境の差が大きく，また厳然と四季が訪れるわが国では，ヒトの熱平衡を考える意義は大きい．

| 温熱4要因 | 外部の温熱環境であり，加温力と冷却力に関与してヒトの生理機能に影響を与える． |

　　　① 気温
　　　② 気湿
　　　③ 気流
　　　④ 輻射熱（放射熱）

気温
　　　① ヒトにおける寒暑の感覚を左右する重要な要因．
　　　② 気温は，日光，緯度，高度，季節，風速などによって決定．
　　　③ 外気温は，直接放射を避けた地上約1.5〜2 m のよく換気された箱のなかで測定された温度．
　　　④ 気温は，一般的には乾球温度をさし，最低温度は日の出前，最高温度は午後2時頃に示される．
　　　⑤ 日本人に快適な気温は17〜23℃（ただし，湿度や気流により変化する）．

気温の表示法
　　　日本では摂氏 Centigrade（℃）が用いられる．ほかに華氏 Fahrenheit（℉）もある．
　　　摂氏は，1気圧で沸騰する水の温度を100℃，氷水の温度を0℃．
　　　華氏は，ヒトの体温を96℉，氷と塩を混ぜて得た温度を0℉．

$$°C = \frac{5}{9}(°F - 32) \qquad °F = \frac{9}{5}°C + 32$$

| 気湿 | 空気中の水蒸気.

空気の乾湿はヒトの生活に影響を与える. 空気中には必ず水蒸気が含まれており, 気温によって含み得る最大量が変化する.

| 気湿の表示法 | a. 絶対湿度(f):一定容量の空気中に含まれる水蒸気の量または水蒸気張力.

b. 飽和湿度(F):そのときの気温で空気に含み得る最大限の水蒸気量(水蒸気最大張力).

c. 相対湿度(H):一般にいう湿度または気湿であり, 飽和湿度に対する絶対湿度の割合.

$$H = \frac{f}{F} \times 100 \ (\%)$$

| 気流 | 室内における微気流(気動)は, 感覚温度に大きく影響.

気流は寒暑にかかわらず, 対流・伝導と蒸発による放熱を促進.

室内の快適な気流 ➜ 0.2〜0.5 m/sec(気温によって異なる).

| 気流の表示法 | 気流の単位(m/sec または ft/min).

1 m/sec＝196.85 ft/min　　　1 ft/min＝0.0051 m/sec

ヒトの気流感知 ➜ 0.5 m/sec 以上

不感気流　　　➜ 0.2〜0.5 m/sec

無風(静止空気) ➜ 0.2 m/sec 以下

| 輻射熱
(放射熱) | 高温熱源や日光などから放出される熱エネルギー(赤外線).

室温と人体周囲の物体, とくに壁や床との温度が等しい場合には, 気温, 気湿, 気流の3要因で微気候決定.

| 輻射熱の表示法 | 実効輻射温度:人体に作用する輻射効果を求めるもの.

実効輻射温度＝tg−ta

tg:黒球寒暖計示度(℃)

ta:黒球付近の気温(℃)(輻射熱を遮断して測定)

２）温 熱 指 標　thermal index

気温，気湿，気流，輻射熱（温熱４要素）の総合された作用が，ヒトの感じる温度感覚（寒暑感）に影響を与える．温熱４要素のいくつかを組み合わせた総合温熱指標がある．

感覚温度 ET, effective temperature	ヒトの感覚を基礎にした総合温熱指数． ① 気温，気湿，気流の総合的作用の大きさを数量化． ② 湿度100％，無風状態，気温（℃or℉）の場合を基準として，これと同じ温感を与える環境状態（気温，気湿，気流の組み合わせは無数）をすべて感覚温度（ET）とする． ③ ET が大きければ暑く，小さければ寒い環境．
カタ冷却力	① 平均体温（36.5℃）に等しいカタ寒暖計の示度において，その周囲の空気による冷却力． ② カタ寒暖計は，人体の体温付近に暖められた物体表面からの放熱に及ぼす温熱要素の総合作用をあらわすアルコール温度計． ③ カタ寒暖計は方向不定の微気流（気動）を測るのに利用．
カタ冷却力の 表示法	カタ冷却力とは，カタ寒暖計球部表面の単位面積（cm²）から，単位時間（sec）に放散される熱量（cal/cm²/sec）．
乾カタと湿カタ	湿カタは，カタ寒暖計の球部をガーゼで覆い，水を浸して水分飽和して測定．ヒトが発汗している状態を模倣． 乾カタは，カタ寒暖計の球部をそのままにして測定．
乾カタ冷却力と 湿カタ冷却力	乾カタ冷却力は，輻射，伝導・対流による放熱を示し，気温と気流が影響を与えるが，気湿の影響は受けない． 湿カタ冷却力は，輻射，伝導・対流，蒸発による放熱を示し，気温，気湿，気流のうち，気流の影響を強く受け過ぎる．したがって，湿カタ冷却力は高温高湿環境下の温熱指数として用いられる．
不快指数 DI, discomfort index	① ヒトが感じる不快の度合． ② 気温と気湿の影響を考慮する． ③ 気流や輻射熱の影響は考慮しない．

表示法	乾球示度（DBT）と湿球示度（WBT）から算定式によって求める．

摂氏の場合　$DI=0.72(DBT+WBT)+40.6$

華氏の場合　$DI=0.40(DBT+WBT)+15$

評価	アメリカ人は DI が 75 以上で 50 ％以上，80 以上で 100 ％の者が不快と感じる．日本人の場合には**表 1-1** を参照．

表 1-1　日本人の不快指数

DI	不快感を訴える率(%)
72	2
75	9
77	65
85	93

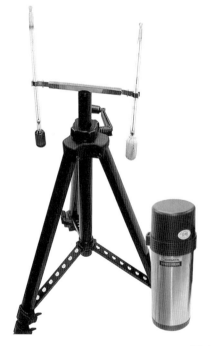
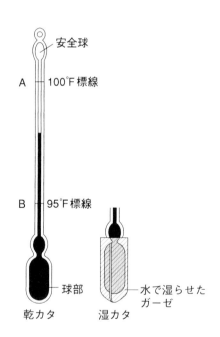

図 1-1　カタ寒暖計

3）温熱環境の測定　assessment of thermal condition

温熱環境の測定

以下の項目の実習を行い，温熱環境に対する総合的な考察を加える．

◎項　　目
1．気温の測定
2．気湿の測定
3．室内微気流の測定
4．輻射熱の測定
5．温熱指数の測定
　　1）感覚温度　　2）カタ冷却力

◎レポート：目的（意義），測定場所および状況，測定項目，方法，結果，考察

実習 1·1　気温の測定

水銀温度計
アウグスト乾湿計
アスマン通風乾湿計(実習1·2参照)
アルコール温度計

標準的なものは水銀温度計で−20〜200℃測定可．アルコール温度計は低温測定用で，0℃以下．とくに−20℃以下の気温測定に適している（トルエン温度計は−95℃まで，ペンタン温度計は−160℃まで測定可）．

このほかにシックスベラニー最高最低温度計，自記温度計，デジタル温湿度計などがある．

温度測定時の注意

① 輻射熱の影響を除く．
② 水銀温度計で2分，アルコール温度計で3分ぐらい，測定位置に放置してから測る．
③ 測定者の息が球部に当たったり，手を触れたりしないこと．
④ 気温の分布は一様ではないことから，床上1.5mまたは測定目的に応じて測定する高さを変える．

実習 1・2　気湿の測定

アウグスト August
乾湿計
湿度表

　2本の水銀温度計の並立したもので，ガーゼ（布）のついている方が湿球．測定時点の湿度により湿球からの蒸発（放熱）が変化し，乾湿球示度とに差が生じる．この差と気温をもって湿度表（**表 1-2**）から相対湿度（％）を読みとる．

アスマン Assmann
通風乾湿計

　アウグスト乾湿計を金属製ケースに納めたもの．湿球示度が気流の大小に影響されないように小型ファンによって一定の気流（3～4 m/sec）を与える．水銀球部をニッケル鍍金の管の内部に入れ，輻射熱の影響を防ぐ．測定前には湿球部のガーゼを水で湿らせておく．3～5分で示度が安定したら，乾湿の両示度を読む．

湿度表

　乾球と湿球の示度の差と湿球示度をもって，アスマン通風乾湿計専用の湿度表（**表 1-3**）から，直接相対湿度を読みとる．

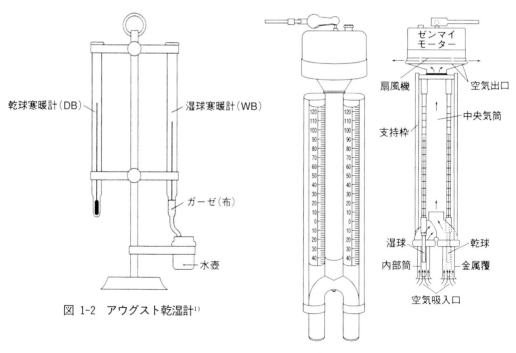

図 1-2　アウグスト乾湿計[1]

図 1-3　アスマン通風乾湿計

1) 百葉箱での測定が望ましい．

表 1-2　アウグスト乾湿計湿度表

$\Delta t =$ 乾球示度$(t)-$湿球示度(t')

t' \ Δt	0.5	1.0	1.5	2.0	2.5	3.0	3.5	4.0	4.5	5.0	5.5	6.0	6.5	7.0
40	97	94	91	88	85	82	79	76	73	71	68	66	63	61
39	97	94	91	87	84	82	79	76	73	70	68	65	62	60
38	97	94	90	87	84	81	78	75	73	70	67	64	62	59
37	97	93	90	87	84	81	78	75	72	69	67	64	61	59
36	97	93	90	87	84	81	78	75	72	69	66	63	61	58
35	97	93	90	87	83	80	77	74	71	68	65	63	60	57
34	96	93	90	86	83	80	77	74	71	68	65	62	59	56
33	96	93	89	86	83	80	76	73	70	67	64	61	58	56
32	96	93	89	86	82	79	76	73	70	66	63	61	58	55
31	96	93	89	86	82	79	75	72	69	66	63	60	57	54
30	96	92	89	85	82	78	75	72	68	65	62	59	56	53
29	96	92	89	85	81	78	74	71	68	64	61	58	55	52
28	96	92	88	85	81	77	74	70	67	64	60	57	54	51
27	96	92	88	84	81	77	73	70	66	63	59	56	53	50
26	96	92	88	84	80	76	73	69	65	62	58	55	52	48
25	96	92	88	84	80	76	72	68	65	61	57	54	51	47
24	96	91	87	83	79	75	71	68	64	60	56	53	49	46
23	96	91	87	83	79	75	71	67	63	59	55	52	48	45
22	95	91	87	82	78	74	70	66	62	58	54	50	47	43
21	95	91	86	82	78	73	69	65	61	57	53	49	45	42
20	95	91	86	81	77	73	68	64	60	56	52	48	44	40
19	95	90	86	81	76	72	67	63	59	54	50	46	42	38
18	95	90	85	80	76	71	66	62	57	53	49	44	40	36
17	95	90	85	80	75	70	65	61	56	51	47	43	38	34
16	95	89	84	79	74	69	64	59	55	50	45	41	36	32
15	94	89	84	78	73	68	63	58	53	48	44	39	34	30
14	94	89	83	78	72	67	62	57	51	46	42	37	32	27
13	94	88	83	77	71	66	60	55	50	45	39	34	29	25
12	94	88	82	76	70	65	59	53	48	43	37	32	27	22
11	94	87	81	75	69	63	57	52	46	40	35	29	24	19
10	93	87	81	74	68	62	56	50	44	38	32	27	21	16
9	93	86	80	73	67	60	54	48	42	36	30	24	18	12
8	93	86	79	72	65	59	52	46	39	33	27	20	14	8
7	93	85	78	71	64	57	50	43	37	30	24	17	11	4
6	92	85	77	70	62	55	48	41	34	27	20	13	7	0
5	92	84	76	68	61	53	46	38	31	24	16	9	2	
4	92	83	75	67	59	51	43	35	28	20	12	5		
3	91	82	74	65	57	49	40	32	24	16	8	1		
2	91	82	73	64	55	46	37	29	20	12	4			
1	90	81	71	62	53	43	34	25	16	8				
0	90	80	70	60	50	40	31	21	12	3				

JIS Z 8806 より

例）乾球示度 18°, 湿球示度 15°のときはその差（表頭）3°と湿球示度（表側）15°の各欄の交点 68 を採用し，湿度 68 %
となる．

表 1-3　アスマン通風乾湿計湿度表

Δt＝乾球示度(t)－湿球示度(t′)

t′＼Δt	0.0	0.4	1.0	1.4	2.0	2.4	3.0	3.5	4.0	4.5	5.0	5.5	6.0	6.5	7.0	7.5	8.0	8.5	9.0	9.5	10.0
40	100	98	94	92	88	86	83	81	78	76	73	71									
39	100	97	94	92	88	86	83	80	78	75	73	71	69	67							
38	100	97	94	91	88	86	83	80	78	75	73	71	68	66	64	62					
37	100	97	94	91	88	86	82	80	77	75	72	70	68	66	64	62	60	58			
36	100	97	94	91	88	85	82	79	77	74	72	70	68	65	63	61	59	58	56	54	
35	100	97	94	91	87	85	82	79	77	74	72	69	67	65	63	61	59	57	55	53	52
34	100	97	93	91	87	85	82	79	76	74	71	69	67	64	62	60	58	56	55	53	51
33	100	97	93	91	87	85	81	79	76	73	71	68	66	64	62	60	58	56	54	52	50
32	100	97	93	91	87	84	81	78	76	73	70	68	66	63	61	59	57	55	53	52	50
31	100	97	93	90	87	84	81	78	75	73	70	68	65	63	61	59	57	55	53	51	49
30	100	97	93	90	86	84	80	77	75	72	69	67	65	62	60	58	56	54	52	50	48
29	100	97	93	90	86	84	80	77	74	72	69	66	64	62	60	57	55	53	51	49	48
28	100	97	93	90	86	83	80	77	74	71	68	66	63	61	59	57	55	53	51	49	47
27	100	97	92	90	86	83	79	76	73	71	68	65	63	60	58	56	54	52	50	48	46
26	100	97	92	90	85	83	79	76	73	70	67	65	62	60	57	55	53	51	49	47	45
25	100	97	92	89	85	82	78	75	72	69	67	64	62	59	57	54	52	50	48	46	44
24	100	97	92	89	85	82	78	75	72	69	66	63	61	58	56	54	51	49	47	45	43
23	100	97	92	89	84	82	78	74	71	68	65	63	60	58	55	53	51	48	46	44	42
22	100	97	92	89	84	81	77	74	71	68	65	62	59	57	54	52	50	47	45	43	41
21	100	97	92	88	84	81	77	73	70	67	64	61	58	56	53	51	49	46	44	42	40
20	100	96	91	88	83	80	76	73	69	66	63	60	58	55	52	50	48	45	43	41	39
19	100	96	91	88	83	80	76	72	69	65	62	59	57	54	51	49	47	44	42	40	38
18	100	96	91	87	83	79	75	71	68	65	62	59	56	53	50	48	45	43	41	39	37
17	100	96	91	87	82	79	74	71	67	64	61	58	55	52	49	47	44	42	40	38	36
16	100	96	90	87	82	78	74	70	66	63	60	57	54	51	48	45	43	41	38	36	34
15	100	96	90	86	81	78	73	69	65	62	59	55	52	50	47	44	42	39	37	35	33
14	100	96	90	86	81	77	72	68	64	61	57	54	51	48	45	43	40	38	35	33	31
13	100	96	90	86	80	76	71	67	63	60	56	53	50	47	44	41	39	36	34	32	29
12	100	96	89	85	79	76	70	66	62	59	55	52	48	45	42	40	37	35	32	30	28
11	100	95	89	85	79	75	69	65	61	57	54	50	47	44	41	38	35	33	30	28	26
10	100	95	88	84	78	74	69	64	60	56	52	49	45	42	39	36	33	31	28	26	24
9	100	95	88	84	77	73	68	63	59	56	51	47	44	40	37	34	32	29	26	24	22
8	100	95	88	83	76	72	66	62	57	53	49	46	42	39	35	32	29	27	24	22	19
7	100	95	87	82	76	71	65	60	56	52	48	44	40	37	33	30	27	24	22	19	17
6	100	94	87	82	75	70	64	58	55	50	46	42	38	34	31	28	25	22	19	17	15
5	100	94	86	81	74	69	63	57	53	48	44	40	36	32	29	25	22	19	17	14	12
4	100	94	86	80	73	68	61	56	51	46	42	37	33	30	28	23	20	17	14	11	9
3	100	94	85	79	72	67	60	54	49	44	39	35	31	27	23	20	17	14	11	8	6
2	100	93	84	78	70	65	58	52	47	42	37	33	28	24	21	17	14	11	8	5	2
1	100	93	83	77	69	64	56	50	44	39	34	30	25	21	17	14	10	7	4	1	
0	100	93	83	76	67	62	54	48	42	37	31	27	22	18	14	10	7	4	1		
－1	100	93	82	75	66	60	52	46	39	34	29	24	19	15	10	7	3				
－2	100	92	81	74	64	58	50	43	37	31	25	20	15	11	7	3					
－3	100	92	80	73	62	56	47	40	34	28	22	18	11	8	2						
－4	100	91	79	71	61	54	45	37	30	24	18	13	7	2							
－5	100	91	78	70	59	52	42	34	27	20	14	8	3								
－6	100	90	77	68	56	49	39	30	23	16	10										
－7	100	90	76	67	54	46	35	27	19	12	5										
－8	100	89	74	64	51	43	32	23	14	7											
－9	100	89	73	62	48	40	28	18	10	2											
－10	100	88	71	60	45	36	23	13	4												

実習 1・3　カタ冷却力と室内微気流の測定

カタ冷却力の測定
測定法

① カタ寒暖計の球部を魔法ビンの温湯（40〜50℃）につけ，球部を暖めるとアルコールが上昇する．アルコールの示度がアルコール管の上部の安全球の半分ぐらいを満たしたら取り出し，球部に付着した水分をガーゼまたはティッシュペーパーでふきとる．

② 寒暖計を台に取りつける．

③ アルコール柱が管のA（100°F）からB（95°F）まで下降する時間（sec）をストップウォッチで正確に測定する．

④ この操作を3回繰り返したのち，その平均値（T）を求める．

⑤ 同じ位置で気温（t℃）を測定しておく．

⑥ 次式から乾カタ冷却力（H）または湿カタ冷却力（H′）を算定する．

$$H（またはH′）= \frac{F}{T}$$

F：カタ常数（kata factor）100°Fから95°Fまで下降する間に，球部の単位面積（1 cm²）から放散される熱量をミリカロリーで表した数値．各寒暖計にその固有の値が刻まれている．

T：100°Fから95°Fまで下降するのに要した時間（sec）．

カタ寒暖計による
測定

　乾カタ冷却力は，気温と気流に影響を受ける．したがって，気温，気流，乾カタ冷却力の関係式から，気流を求めることができる．

計算式

　カタ平均温度（100°Fから95°Fの平均温度としての36.5℃）と外界温度 t℃との差を求め，次の実験式から気流を計算する．

H/θ≧0.6（気流が1 m/sec より大きい）の場合．

$$V = \left(\frac{H/\theta - 0.13}{0.47}\right)^2 \cdots\cdots\cdots①$$

H/θ≦0.6（気流が1 m/sec より小さい）の場合．

$$V = \left(\frac{H/\theta - 0.20}{0.40}\right)^2 \cdots\cdots\cdots②$$

V：気流（m/sec）

H：カタ冷却力

θ：36.5− t（℃）

t：気温

　気温が高く，100°Fから95°Fに下降するのに2分以上要するときは高温用のカタ寒暖計を用い，上式の θ は53.0− t℃として計算する．

　気温，気湿が高くて無風状態のとき（高温多湿の環境条件）には，湿カ

タ寒暖計を用いる．このときの気温は湿球温度をとる．

算定図表 計算以外に，図(図1-4)から直接気流を求めることができる．

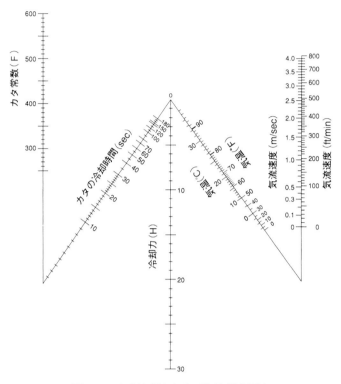

図 1-4 カタ冷却力および気流算定図表

実習 1・4 輻射熱の測定

黒球寒暖計 輻射エネルギーは銅表面の黒色塗料に吸収される．次に銅板の温度が上がり球体内部の空気温も上がる．それが温度計によって示される．測定場所に15〜20分間放置して熱の収支が平衡し，一定の示度になってから読む．黒球温度−気温にて実効輻射温度を求める．

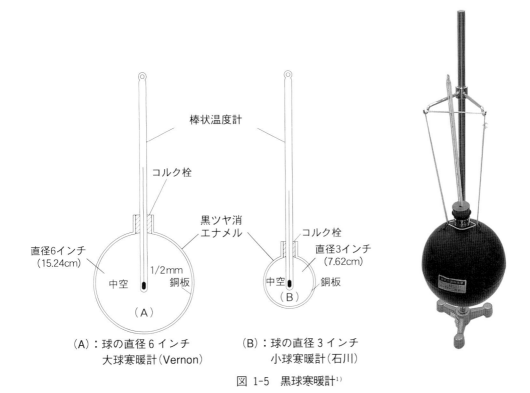

（A）：球の直径6インチ
大球寒暖計（Vernon）

（B）：球の直径3インチ
小球寒暖計（石川）

図 1-5　黒球寒暖計[1]

実習 1・5　感覚温度の測定

感覚温度図表　気温，気湿，気流から感覚温度を測定する（図1-6）．

測定法
① 実習1・2で求めた乾球温度と湿球温度を利用する．
② 実習1・3で求めた気流を利用する．
③ 乾球示度と湿球示度を結んだ線が当該気流線と交わる点を求め，これをET目盛で判読する．たとえば，乾球温度24℃，湿球温度17℃で気流0.5 m/secの場合は，感覚温度20℃ET となる．

1）直径6インチでないと実効輻射温度（ER）や平均放射温度（MRT）が正確でない．

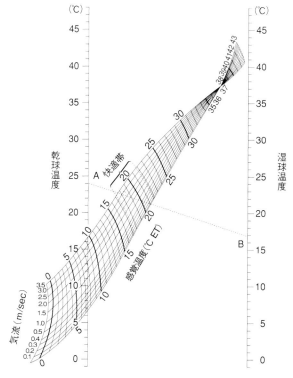

図 1-6　感覚温度図表（着衣，軽労作）

Discussion ···

① 温熱環境を測定する意義について説明せよ．

② ヒトの熱平衡について説明せよ．

③ 体熱放散の機序について述べよ．

④ 温熱指数とは何か．

⑤ 歯科診療室および技工室における温熱環境について述べよ．

● 2 ● 大気環境と健康

空気

(1) 空気と生体

空気はヒトに対して 2 つの意義をもつ.

a. 酸素（O_2）の供給源

ヒトは空気中の O_2 を肺から摂取し血液を介して代謝を行い，CO_2 を排出する.

b. 体熱放散の場所

体内で発生した熱を，気温，気湿，気流などの影響を受けながら放散し，体温調節を行っている.

換気

(1) 換気不良の影響

換気が不十分な室内の空気は，その部屋にいる人および種々な器具により O_2 の消費，CO_2・熱・粉じん・たばこ・その他有害ガスの発生が起こり，精神的・健康的障害をもたらす.

(2) 対処法

a. 自然換気

室内外の温度差，風力などによって行われる換気.

b. 人工換気

機械力によって強制的に行われる換気.

空気，CO_2，CO などの測定

　指定（または指示）された場所において，次の各項目に関しての実習を行い，空気についての総合的考察を加えてみる.

◎項　　目

1．空気中成分の測定
    1）二酸化炭素　2）一酸化炭素　3）浮遊粒子状物質・粉じん
2．換　　　気
    1）必要換気量　2）必要換気回数

実習 1・6　空気中成分の測定

二酸化炭素

(1)　器　具（図1-7）

北川式ガス検知管を用いて行う.

(2)　原　理

アルカリと反応した，指示薬の変色をみる（青紫色 ➡ 灰色）.

(3)　測定法（図1-8）

① 検知管の両端をカットする.

② ガス採取器に検知管を取り付ける.

③ ハンドルを引き右に90度回しシフトをロックする.

④ 一定時間放置する.

⑤ ポンプから検知管をはずし濃度表（図1-9）から濃度を求める.

一酸化炭素

(1)　器　具（図1-7）

北川式ガス検知管を用いて行う.

(2)　原　理

亜硫酸パラジウムカリウムが還元され，パラジウムが遊離.

(3)　測定方法（図1-8，図1-9）

CO_2と同様に行う.

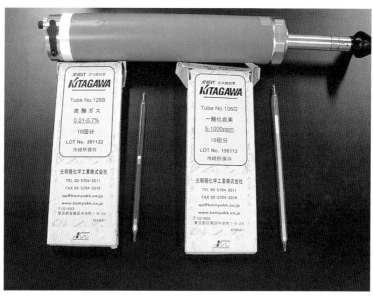

図 1-7　ガス検知管（左：二酸化炭素　右：一酸化炭素）と真空法ガス採取器

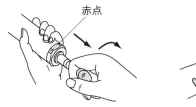

①検知管の両端を切断する

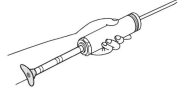

②定められた方向で採取器に取り付ける

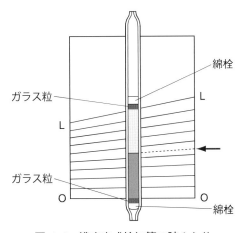

③赤点・と赤点を合わせてピストン柄
　を一気に引き，固定する

④一定時間後に検知管の着色層から濃
　度を判定する

図 1-8　検知管の操作手順（真空法）

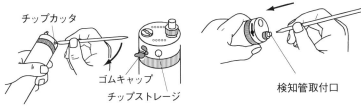

図 1-9　濃度表式検知管の読みとり

浮遊粒子状物質・ 粉じん	ａ．デジタル粉じん計（図 1-10）

⑴　原　理

空気中に浮遊する粉じん濃度を測定する．

⑵　測定方法

① POWER を ON にする．

② MEAS. TIME のツマミを１MINUTE にセットする．

③ 測定された計測値は，粉じんの相対濃度を表すため，次式により質量
　濃度（mg/m³）に換算する．

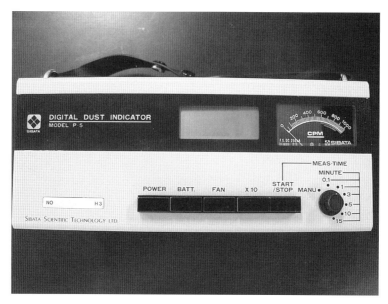

図 1-10　デジタル粉じん計

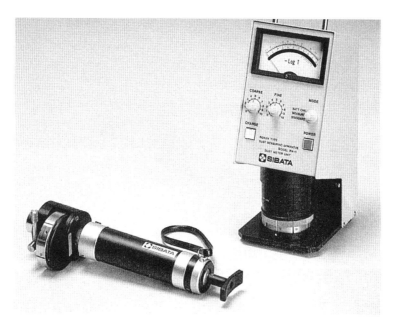

図 1-11　ろ紙じんあい計

質量濃度（mg/m³）＝(R−B)×K

R：測定値（1分間）

B：バックグランド値（検査表記載値）

K：質量濃度変換係数

ｂ．ろ紙じんあい計（図 1-11）

⑴　原　理

浮遊粉じんをろ紙に捕集し，光の吸収率によって測定する．

⑵　測定法

① クリップナットをゆるめてろ紙押板をはずし，ろ紙をセットする．

② サンプリングユニットのレバーを“CL”の位置に回し，ろ紙クリップ
をターレットに乗せクリップカバーを挿入する（このときクリップの
ピンがターレット No.1 の溝に入るようにする）．

③ レバーを“ME”の位置にし，ハンドルを約 3 秒で引き，1 秒停止し
たあとハンドルを戻す．これを 10 回繰り返し，1 l の空気を吸引する．

④ サンプリングスポット No.と測定条件を記録し，レバーを“SP”に回
し，ターレットを次のサンプリングスポットに移動する．

⑤ ダストメーターに採集されたサンプルをセットし，光の透過率の低下
量（O.D 値）を読みとりサンプリング No.とともに記録する（O.D 値
が 0.3 より大きい場合は，粉じん濃度と O.D 値の関係が変わるので，
サンプリングの際，吸引量を減じて 0.3 を超えないようにする）．

⑥ 測定された O.D 値は，相対濃度を表すため，次式により質量濃度
（mg/m³）に換算する．

$$K＝C/R$$
$$質量濃度（mg/m³）＝R×K$$

K：質量濃度変換係数

C：質量濃度

R：得られた O.D 値の平均値

実習 1・7　　換　　　気

必要換気量・
換気回数

原　理

室内の CO_2 濃度を基準として下式より求める．

ただし，室内に石油ストーブがあると仮定する．

ａ．**必要換気量**（m³/h）$＝\dfrac{K}{Pa-Po}$

K ：室内における CO_2 発生量（m³/h）

Pa：CO_2 許容濃度（室内燃焼器具のあるとき 0.005 mg/m³）

Po：外気 CO_2 濃度 0.0003 mg/m³

室内における CO_2 発生量（m^3/h）

$$K = \frac{（後値－前値）}{100} \times 気積^* \times a^{**}$$

* 1人当たりの室容積

**測定時間内における CO_2 発生量を1時間値に補正するための倍数

b. 換気回数（回/hr）$= \dfrac{必要換気量}{気積}$

必要換気量：1人当たりの衛生上必要な換気量

気　積　：1人当たりの室容積（設備容積と床面より4m以上の高さの空間を除く）

Discussion

① 二酸化炭素の衛生学的意義について考えよ．

② 一酸化炭素の衛生学的意義について考えよ．

③ 浮遊粒子状物質，粉じんの生体への影響を考えよ．

◦ 3 ◦ 水環境と健康

1）水と健康　drinking water quality

水への要求　人体のおよそ 60 ％は水であり，その 10 ％を失えば脱水症状を起こし，20〜30 ％を喪失すれば，生命は危険になる．

量的な要求
⑴　生理的必要量
生命を維持するには 1 人 1 日当たり 2.0〜2.5 l を必要とする．

⑵　生活必要量
日常生活（調理，洗濯，入浴，手洗，水洗便所，散水）を営むうえで，1 日に 150〜200 l 程度必要である．

⑶　社会的必要量
文化的な都市生活を営むために用いられる水の量は，1 人 1 日当たり 220〜450 l にも及んでいる（生活必要量を含む）．

質的な要求　水の用途によって質的な要求は異なる．とくに飲用を目的とする場合には，その要求水準が最も高くなる．わが国の上水道では，すべての用途に飲用可能な最も厳しい水質条件を満たした水が供給されている．
一方，人の健康を保護し，生活環境および自然環境を保全するため放流水，下水，排出水あるいは環境水（河川，湖沼，海域）の水質が定められている．
⑴　**水質基準**（水道法，p. 106）
水道により供給される水の要件を満たす基準で，平成 15 年 2 月から遂次改正方式となり，平成 27 年 4 月時点で 51 項目の検査方法と基準が定められている．
⑵　**放流水の水質基準**（下水道法）
公共下水道から河川や海域に放流される水の基準である．下水処理の方法別に pH，BOD，SS，大腸菌群数の基準が定められている．
⑶　**下水基準**（下水道法）
工場などからの下水を公共下水道へ排出する水の基準である．その項目には，人の健康あるいは生活環境に被害が生じる恐れのある物質および終末処理場で処理することが困難な物質についての基準が定められている．
⑷　**排水基準**（水質汚濁防止法，p. 109）
工場などから河川や海域に排出される水の基準である．その項目には，有害物質（カドミウム，シアン化合物，有機リン化合物など）27〜28 項目と，生活環境（pH，BOD，COD など）を示す 15 項目，計 43 項目につい

ての基準が定められている（p. 108 付表 3）.

⑸　**環境基準**（環境基本法）

人の健康を保護し，生活環境を保全するうえで維持されることが望ましい公共水域（河川，湖沼，海域）についての基準である（p. 109 付表 4）.

2）上　水　道　water supplies

上水道とは 　中央給水法により，一定の集団に対し，公共的に保護上良質な水を供給するための施設をいう．わが国の普及率は平成 29 年度末で 98.0 ％に達している．

水道 　① 上水道（給水人口が 5,000 人を超える水道）
② 簡易水道（給水人口が 100 人以上 5,000 人以下の水道）
③ 専用水道（100 人を超える居住者に供給するもの）

水源 　① 天水 rain of water（雨水・軟水）
② 地表水 surface water（河川水，湖水：軟水，最も多く使用）
③ 地下水 ground water（井戸水，泉水：硬水，簡易水道に使用）
④ 伏流水（河底の砂礫層に含まれる一種の地下水）
以上が主要なものである．

浄水法 　浄水法 purification は水の自浄作用の原理を応用し，化学的処理を付加したもので，沈殿，ろ過，消毒の 3 手段により行う．

⑴　**急速ろ過法**　rapid sand filtration

a．**薬品沈殿**　chemical sedimentation：薬品により微粒子を凝集させ，フロック形成してすみやかに沈殿させる．薬品として，普通，硫酸バンド（$Al_2(SO_4)_3$）を用いる．

b．**急速ろ過**：ろ過速度は 120 m/day（緩速ろ過の 40 倍）で，より短い時間に多量の水を処理できる．ろ過膜は主として無機質であり，肥厚が早く 1 日 1 回は洗浄水を逆流させて洗浄する必要がある．

c．**消毒**　sterilization：一般には液体塩素による塩素消毒が行われる．

$$Cl_2 + H_2O \rightarrow HCl + HOCl \qquad HOCl \rightarrow H^+ + OCl^-$$

このうち HOCl，OCl^- が遊離有効塩素といわれ殺菌作用を呈する．塩素消毒には Cl と NH_3 が結合してクロラミンをつくる．このクロラミンを結合型有効塩素といい，殺菌作用を有している．

給水栓からの上水中に一定量の有効塩素が存在する（これを残留塩素という）ように塩素が投入される．

(2)　**緩速ろ過法**　slow sand filtration

ａ．**普通沈殿**　plain sedimentation：水の流速を低下し，あるいはほとんど静止状態にすれば，比重の大きい浮遊物質は徐々に沈殿する．

ｂ．**緩速ろ過**：ろ過速度は 3 〜 4 m/day が標準である．ろ過膜は原水中の微細な浮遊物が砂層の表面にコロイド状に沈着して形成される．ろ過速度が低下してくると，古いろ過膜を除去する必要がある．

ｃ．**消毒**：急速ろ過法と同様，塩素消毒を行う．

3）下　水　道　sewerage system

下水とは

人間の生命維持には上水が不可欠であるが，その結果，人間の生活，活動に伴って必然的に不用となった廃水を下水という．

家庭下水　domestic sewage……水洗便所排水，家庭雑排水

産業廃水　industrial wastes……工場排水

雨水　storm water

下水道とは

下水を排除，処理するため，排水施設（下水管など）と処理施設（下水処理場）を総称して下水道という．わが国の下水道普及率は平成 29 年度 78.8％である．

公共下水道……市町村が管理する下水道で終末処理場を有するか，流域下水道に接続するものである．排水施設の大部分は暗渠である構造のものをいう．

流域下水道……都道府県が管理する下水道で，2 以上の市町村区域の下水を排除し，終末処理場をもつものをいう．

都市下水路……主として市街地の雨水を排除するため，市町村が管理する下水道で，開渠のものである．

下水処理

下水処理 treatment of sewage の目的は，病原体の撲滅および下水中の有機物の安定化にある．さらに，最近では水域の富栄養化の防止や処理水および処理汚泥の再利用が行われている．

(1)　**下水処分**　disposal of sewage

終末処理を施さずに河川や海などに放流するか，耕作地などへ灌漑する場合をいう．浄化の原理は自然の浄化力（希釈や水中細菌および土壌細菌の作用など）による．

(2)　**下水終末処理**　treatment of sewage

物理的，化学的，生物学的な方法を利用して，下水を一定度に安定化する方法である．

ａ．**予備処理**（1 次処理）：土砂類を沈殿させる沈砂池，粗大な浮遊物質を除去するスクリーンおよび有機性浮遊物質を沈殿除去する沈殿池か

　ら構成されている．

　b．**本処理**(2次処理)：下水処理の原理は酸化，還元，硝化に要約され，嫌気性処理と好気性処理に大別される．

① 嫌気性処理法（anaerobic treatment）：腐敗槽あるいはイムホフ槽に下水を導き，嫌気的条件下において嫌気性菌の活動により下水中の有機物を還元，液化，ガス化をはかる方法である．最終産物としてメタン，アンモニア，H_2，S，CO_2，水などができる．

② 好気性処理法(aerobic treatment)：接触ろ床，散布ろ床に下水を導き，空気と接触させ，好気性菌の作用により有機物を酸化，硝化をはかる方法である．最終産物として，CO_2，硝酸塩，硫酸塩ができる．このなかで最も能率よく，広く利用されているのが活性汚泥法[1]である．

4）水質汚濁と人や環境への影響　water pollution and health

　水質汚濁 water pollution とは公共水域にもともと水中に存在しなかった物質が外部から混入して水質が悪化し，そのために，その水域の水の利用に支障を来したり，人の健康や生物に有害性が考えられるようになることをいう．

汚濁の原因

① 家庭下水と都市下水

② 産業排水

③ 農薬

水質汚濁の影響

(1)　**健康被害**

　a．**水系伝染病**　water born disease：下水道が消化器伝染病の病原微生物に汚染され，かつ消毒が不十分である場合に起こる．

その特徴として，次のようなものがある．

① 爆発的に発生する．

② 流行地域と給水区域とが一致する．

③ 性別，年齢別，職業別の偏りが少ない．

④ 季節に影響されずに発生する．

⑤ 一般に潜伏期間が延長し，致命率が低い．

　b．**有害物質**：水質汚濁による代表的な疾患としては，水俣病とイタイイタイ病の公害病があるが，その原因は工場排水などを無処理のまま排出したことにある．水俣病はメチル水銀による中毒であり，食物連

---

1) 活性汚泥法：1次処理が終わった下水に，活性汚泥（好気性菌を豊富に含んだ汚泥）を加えて曝気槽で強力に通気（大量 O_2）で撹拌すると，好気性菌が繁殖して有機物がすみやかに酸化，分解して無機化されると同時に，浮遊物はフロックを形成して凝集，沈殿し，安定化した上澄水が得られ，これを消毒して放流する．

鎖を通じて生物濃縮された魚介類を摂取した人々に被害が発生した．イタイイタイ病はカドミウムに起因している．そのほか，フッ素を多く含んだ水の飲用による歯のフッ素症 dental fluorosis（斑状歯 mottled teeth）の発生などがある．

(2)　**環境被害**

a．**有機物**：多量の有機物のため DO（溶存酸素）が減少し，魚介類は生存不能になる．また，嫌気性菌が繁殖し，異臭を放つようになる．

b．**窒素とリン**：湖沼や内海など閉鎖的な水域に窒素やリンなど栄養塩類が多量に流入し，いわゆる富栄養化現象が起こって赤潮，アオコなどが発生し，漁業に被害が出る．

c．**有害化学物質**：シアンなどの混入により魚介類が死滅したり，カドミウム，PCB(polychkorinated biphenyls)，DDT(dichlorodiphenyl-trichoroethane) などにより農作物や魚介類が汚染されて，商品価値を失う．最近ではトリクロロエチレンなどによる地下水の汚染問題が発生している．

飲料水の水質測定

　指定された水（検水）について，水質測定を行い，飲料水としての適否ならびに影響など総合的な考察を加えてみる．

◎**測定項目**：亜硝酸性窒素，硝酸性窒素，過マンガン酸カリウム消費量，総硬度，残留塩素，フッ化物イオン，pH，鉄，亜鉛，濁度，色度，大腸菌群

◎**レポート**：目的（意義），試料の採取場所および状況，検査項目，方法，結果，考察

実習 1・8　水の理化学的測定

亜硝酸性窒素

　亜硝酸性窒素（NO_2-N）とは，亜硝酸塩をその窒素量をもって表したものである．水中の NO_2-N は，主として尿，下水などの混入によるアンモニア性窒素の酸化などによって生じるものであるから，水の汚染を推定するのに有力な指標となる．

1．ジアゾ化による定量

(1)　原　理

　NO_2-N は，次のように生物化学的に，また，化学的酸化あるいは還元を

受けて $NH_3\text{-}N$ または $NO_3\text{-}H$ から生成する．$NO_2\text{-}N$ は酸化還元反応の中間生成物であり比較的不安定である．

$$NH_3{-}N \overset{酸化}{\underset{還元}{\rightleftarrows}} NO_2{-}N \overset{酸化}{\underset{還元}{\rightleftarrows}} NO_3{-}N$$

水中の亜硝酸が，スルファニルアミドを酸性下でジアゾ化したものに，ナフチルエチレンジアミンを結合させ，生じるアゾ色素の紫紅色の吸光度を測定する．

(2) 試薬

a．**スルファニルアミド溶液**：スルファニルアミド 10 g を塩酸 100 ml と水 600 ml に溶かし，水を加えて 1 l とする．

b．**(ナフチル)エチレンジアミン溶液**：N-(1-ナフチル)エチレンジアミン二塩酸塩 1 g を水に溶かして 100 ml とする．褐色びんに保存し，1 週間以内に使用する．

c．**亜硝酸性窒素標準溶液**：亜硝酸ナトリウムを硫酸デシケーター中で 18〜25 時間乾燥したのち，その 0.05 g を滅菌蒸留水に溶かし，100 ml にして原液（N として 100 mg/l）とする．滅菌した褐色びんに，クロロホルム 0.1 ml を加えて入れ，冷蔵庫内に保存する．

(3) 器具

栓つき試験管，10 ml のメスピペット，光電比色計．

(4) 測定法

① 試料 10 ml（必要があれば一定に希釈したもの）を試験管にとり，スルファニルアミド溶液 1 ml を加え，5 分間静置する．

② ついでエチレンジアミン溶液 1 ml を加え，栓をしてよく混和し，さらに 20 分間静置し，540 nm における吸光度を測定する．

③ 検量線は，標準溶液を希釈し，N として 0，0.05，0.1，0.2 mg/l を含む希釈液をつくり，これについて同様の操作を行い作成する．

2．パックテスト®による定量

(1) 原理

ナフチルエチレンジアミン比色法

(2) 材料・器具

パックテスト WAK-NO₂：測定範囲は 0.02〜1 mg/l

(3) 測定法（図 1-12）

① 試料の検水をそれぞれ容器に入れておく（半分以上）．

② パックテストのチューブ先端のラインを引き抜く．小穴ができる．

③ 小穴を上にして，チューブを指で強くつまみ，中の空気を追い出す．

④ そのまま小穴を検水の中に入れ，スポイト式に半分ぐらい吸い込む．

⑤ チューブを強くつまんだまま穴の部分を水の中に入れ，指をゆるめて3つ数える．

⑥ よく振りまぜ2分後に標準色表を用いて比色し，その濃度を記録する．

⑦ 比色するときは，標準色表の白い部分にチューブの穴をあけていない方を置き，穴をあけた方を指で少し持ち上げ，ずらしながら上から色を比べる．チューブを標準色表から持ち上げてしまうと，発色した水の色が薄くみえてしまうので注意が必要である．

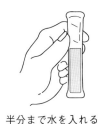

半分まで水を入れる

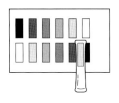

標準色表の上にのせて
色を比べる

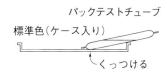

パックテストチューブ
標準色（ケース入り）

くっつける

図 1-12　パックテストの操作のコツ

【注】標準色表の濃度表示は，上段がイオン表示（亜硝酸イオン）で下段が窒素表示（亜硝酸イオン中の窒素）である．

パックテスト®について

　パックテストはポリエチレンのチューブでできていて，なかに調合された試薬が1回分封入されている．使用時にチューブ先端のラインを引き抜き，水（試料）をスポイトのように吸い込ませるとチューブの試薬と反応し，色の変化が生じるので（10秒〜10分），付属の標準色と比較して濃度を判定する．パックテストは水の重金属，COD，残留塩素，硬度など50数種類の測定が可能で，それぞれに測定範囲によって低濃度用（形式D）と高濃度用（形式CあるいはH）がある．

　パックテストは共立理化学研究所が開発した簡易分析法で，その原理の多くはJIS（Japan Industrial Standard：日本工業規格）の試験方法（JIS K 0101の工業用水試験方法，JIS K 0102の工業排水試験方法）や上水試験方法などに準拠した測定法である．有効期限は製造年月日よりほぼ1年間（種類によっては2年間）である．

硝酸性窒素

硝酸性窒素（NO_3-N）とは，硝酸塩をその窒素量をもって表したものである．水中の NO_3-N は，種々の窒素化合物が酸化を受けて生じた最終生成物で，これが多量に存在することは，その原因であるアンモニア性窒素，亜硝酸性窒素，有機性窒素化合物と関連して衛生上注意を要する．

1．ジアゾ化による定量

硝酸性窒素を還元して亜硝酸性窒素にしたのち，前述のジアゾ化による定量．

(1) 原　理

試料を，カドミウム・銅カラムに通し，試料中の NO_3-N を還元して NO_2-N にして定量する．

ここで得られた値は，NO_3-N と NO_2-N との合計値である．NO_3-N のみの値を求めたければ，カラムを通さないで NO_2-N のみを定量し，これを合計値から減じればよい．

(2) 試　薬

ａ．カラム用試薬：カドミウム・銅カラム充填剤，EDTA 溶液，カラム活性化液，カラム洗浄液（実習時に説明する）．

ｂ．硝酸性窒素標準溶液：硝酸カリウムを $105\sim110$℃で４時間乾燥させ，放冷後 0.722 g を水に溶かして，$1\,l$ としたものを原液とする．クロロホルム２滴を加え，褐色びんで保存する．使用のつど水で 50 倍に希釈する．この溶液 $1\,\text{m}l$ は硝酸性窒素 0.002 mg を含む．

ｃ．0.6 ％ NaCl 溶液

ｄ．その他：亜硝酸性窒素の定量で用いた試薬．

(3) 器　具

カラム（図 1-13：作製法は実習時に説明），ビーカー，$10\,\text{m}l$ のメスピペット，試験管，光電比色計

(4) 測定法

① 試料 $2\,\text{m}l$ をビーカーにとり，0.6 ％ NaCl 溶液 $2\,\text{m}l$ と水を加えて $100\,\text{m}l$ とする．

② この溶液 $5\,\text{m}l$ ずつを用いてカラムの上部を２回洗浄し，残りの溶液をカラムに流す（$10\sim20\,\text{m}l$/分．なお，使用前にカラム洗浄液 $50\,\text{m}l$ を流してから行う．使用後はカラム上部に水を満たしておく）．はじめの流出液 $15\,\text{m}l$ を捨て，次の流出液 $10\,\text{m}l$ をとり，これを試験溶液とし，亜硝酸性窒素の定量に示したと同様に操作して吸光度を測定する．

③ 検量線は標準溶液 0，1，5，$10\,\text{m}l$ をビーカーにとり，以後は試料と同様に操作して吸光度を求めて作製する．これらはそれぞれ N として 0，1，5，10 mg/l に相当する．

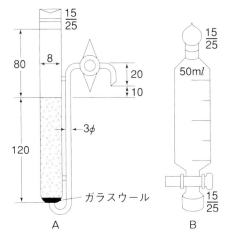

A：クロマトグラフ用
　　カラム管
B：円筒型分液ロート
　　（単位mm）

図 1-13　硝酸性窒素還元用カラム

2．パックテスト®による定量

⑴　原　理

ナフチルエチレンジアミン比色法

⑵　材料・器具

パックテスト WAK-NO₃：測定範囲は $1 \sim 45$ mg/l

⑶　測定法

① 亜硝酸性窒素と同様に処理し，検水をパックテストのチューブに半分ぐらい吸い込む．

② よく振りまぜ，3分後に標準色表を用いて比色し，その濃度を記録する．

注：標準色表の濃度表示は，上段がイオン表示（硝酸イオン）で下段が窒素表示（硝酸イオン中の窒素）である．

過マンガン酸カリウム消費量

過マンガン酸カリウム（$KMnO_4$）消費量とは，水中の被酸化性物質によって消費される $KMnO_4$の量をいい，主として有機物の量を知ることを目的としている．しかし，この値は有機物の絶対量を表すものではないが，し尿，下水，工場排水などによる汚染の指標として重要である．

1．酸性酸化法による定量

⑴　原　理

酸性下で過マンガン酸カリウムが分解すると，$2KMnO_4 \rightarrow K_2O +$ $2MnO_2 + 3O$ となり，ここに生じた酸素により有機物その他の還元性物質を酸化する．この酸化を完全にするために5分間ぐらい煮沸する．

過剰の過マンガン酸カリウムを分解するために一定過剰量のシュウ酸を

加え，余分のシュウ酸をさらに過マンガン酸カリウムで逆滴定していく方法である．

　過マンガン酸カリウムによる逆滴定は，液温 80℃以上でないと定量的に反応しないので，熱いうちに行うようにする．

　⑵　試　薬

　a．0.01 N 過マンガン酸カリウム溶液：KMnO₄ を 0.30〜0.32 g とり，蒸留水に溶かして全量を 1 l とし，褐色びんに保存する(KMnO₄ 溶液は不安定なので，厳密には毎回力価を 0.01 N シュウ酸で求める．しかし，操作が繁雑になるので，今回は行わないこととする)．

　b．0.01 N シュウ酸溶液：シュウ酸（C₂H₂O₄・2H₂O）0.6303 g を水に溶かして全量を 1 l とし，褐色びんに貯える．調製後 1 か月以内に使用する．本液 1 ml は 0.3161 mg の KMnO₄ に相応する．

　c．希硫酸：水 2 容量に硫酸 1 容量を徐々に少量ずつかき混ぜながら加え，水浴上で加温しながら 0.01 N KMnO₄ 溶液を微紅色が消えずに残るまで加える（還元性物質除去）．

　⑶　器　具

300 ml 三角フラスコ，5 ml メートルグラス，100 ml および 10 ml ホールピペット，褐色ビューレット，精製粒状沸騰石．

　⑷　測定法

① 試料 100 ml を精製沸騰石数個を入れた三角フラスコにとる．

② これに希硫酸 5 ml および 0.01 N 過マンガン酸カリウム溶液 10 ml を加え，アスベスト網上で 5 分間煮沸する．

③ つぎに火を去り，ただちに 0.01 N シュウ酸 10 ml を加えて脱色させたのち，さらに続けて 0.01 N 過マンガン酸カリウム溶液で微紅色が消えずに残るまで滴定する．

④ 前後に要した 0.01 N 過マンガン酸カリウム溶液の合計 ml 数(a)を求め，次式によって算定する．

$$\text{KMnO}_4 \text{消費量}(mg/l) = 0.316(aF-10) \times \frac{1{,}000}{\text{検水の } ml \text{ 数}}$$

F：0.01 N 過マンガン酸カリウム溶液の力価

2．パックテスト®による定量

　⑴　原　理

常温アルカリ性過マンガン酸カリウム消費法

　⑵　材料・器具

パックテスト WAK-PMD：測定範囲は 0〜15 mg/l

⑶　測定法

①　亜硝酸性窒素と同様に処理し，検水をパックテストのチューブに半分ぐらい吸い込む．

②　よく振りまぜ，7分後に標準色表を用いて比色し，その濃度を記録する．

総硬度　　硬度とは水中の Ca^{2+} および Mg^{2+} 量を，これに対応する $CaCO_3$ の mg/l に換算して表したものをいう．硬度には，総硬度，カルシウム硬度，マグネシウム硬度，永久硬度および一時硬度がある．総硬度とは，水中の Ca^{2+} および Mg^{2+} の総量によって示される硬度をいう．硬度の大小は，水の使用に種々の影響を与えるので，水の特性を調べるうえで重要な項目である．

1．EDTA による定量

⑴　原　理

エリオクロムブラックT（EBT）は pH 10 付近で青色であるが，Ca^{2+} および Mg^{2+} が存在すると安定な赤紫色のキレート化合物を生成する．これら有色化合物に EDTA・2Na を加えると，EDTA の方が EBT よりもキレート生成定数が大きいため，Ca，Mg に EDTA が反応し，無色のキレート化合物を生成し，EBT が遊離して固有の青色を呈する．

⑵　試　薬

a．アンモニア緩衝液：NH_4Cl 67.5 g に 28 ％ NH_3 水 570 ml を加えて溶かし，水を加えて 1 l とする（pH 10）．

b．EBT 指示薬：エリオクロムブラック T 0.5 g および塩酸ヒドロキシルアミン 4.5 g を 90 ％エタノールに溶かして 100 ml とする（褐色びんに保存）．

c．0.01 M-$MgCl_2$ 溶液：あらかじめ加熱放冷した MgO 0.4032 g と水約 10 ml を混和し，10 ％ HCl を滴加して溶かす．これを水浴上で蒸発乾固し，残留物を水に溶かして全量を 1 l とする．

d．0.01 N‐EDTA 溶液：エチレンジアミン四酢酸二ナトリウム（EDTA・2Na・2H₂O）3.8 g を水に溶かし，全量を 1 l とする．

標定：EDTA 溶液 10.0 ml を三角フラスコにとり，水を加えて 100 ml とし，これにアンモニア緩衝液 2 ml および EBT 指示薬 7 ～ 8 滴を加え，溶液の色相が微紅色を呈するまで 0.01 M-$MgCl_2$ 溶液で滴定し，要した 0.01 M-$MgCl_2$ 溶液の ml 数 a を求め，次式によって EDTA 溶液の力価 F を算定する．

　$F=a/10$

0.01 N‐EDTA 溶液 1 ml ＝0.4008 mg Ca＝1mg$CaCO_3$

⑶ **器　具**

三角フラスコ，25 ml ホールピペット，1.0 ml メスピペット，駒込ピペット，ビューレット．

⑷ **測定法**

① 試料 100 ml を三角フラスコにとり，0.01 M−MgCl₂ 1.0 ml を加える．

② アンモニア緩衝液約 2 ml を入れる．このとき pH 10 であることが必要で 10 を超えると水酸化マグネシウムの沈殿ができ，10 を下ると Mg と色素の安定度が悪くなる．

③ EBT 指示薬を 5〜6 滴滴下する．

④ これを EDTA 溶液で滴定し，赤紫色が青色に変わり，全く赤味がなくなった点を終末点とする．この時の滴定に要した EDTA の液の ml 数 b を求め，次式によって算定する．

$$総硬度（CaCO_3 mg/l）= \frac{(bF-1)\times 1,000}{検水の ml 数}$$

F：EDTA 溶液の力価

2．パックテスト®による定量

⑴ **原　理**

フタレインコンプレクソン（PC）比色法

⑵ **材料・器具**

パックテスト WAK-TH：測定範囲は 0〜200 mg/l

⑶ **測定法**

① 亜硝酸性窒素と同様に処理し，検水をパックテストのチューブに半分ぐらい吸い込む．

② よく振りまぜ，30 秒後に標準色表を用いて比色し，その濃度を記録する．

3．ドロップテスト®による定量

⑴ **原　理**

滴定法

⑵ **材料・器具**

ドロップテスト WAD-TH：測定範囲は 5〜500 mg/l

⑶ **測定法**

① 付属の計量カップに検水を 10 ml 採取する．

② 検水に pH 緩衝液（R-1）3 滴，EBT 指示薬（R-2）1 滴を滴下し，よく撹拌する．

③　予備滴定；高濃度滴定液（C）を1滴ずつ滴下し撹拌する．液の色調が青色になったところを終点とし，その滴数をチェックしておく．

④　本滴定；あらたに①～②で準備した検水に，高濃度滴定液（C）を③でチェックした滴数より1滴少なく滴下し撹拌する．続いて低濃度滴定液（D）を滴下して終点までの滴数を数える．

総硬度（CaCO$_3$ mg/l＝ppm）＝高濃度滴定液（C）の滴数×50 mg/l＋低濃度滴定液（D）の滴数×5 mg/l

ただし，高濃度滴定液（C）の1滴＝50 CaCO$_3$ mg/l
　　　　低濃度滴定液（D）の1滴＝5 CaCO$_3$ mg/l に相当する．

残留塩素　　残留塩素とは，水中に溶存する遊離残留塩素およびクロラミンのような結合残留塩素をいい，遊離残留塩素は，おもに次亜塩素酸および次亜塩素酸イオンである．

塩素消毒のために水に塩素を注入すると，水中の溶存物質と反応して塩素は消費されて減少するので，塩素消毒における塩素注入量は塩素注入後一定時間を経過したあとの残留塩素濃度を基準にして定められている（水道法施行規則では給水栓における水が遊離残留塩素を0.1 mg/l，または結合残留塩素0.4 mg/l 以上に保持すること）．

1．DPD 目視法による定量

⑴　原　理

DPD 試薬が残留塩素と反応（酸化）してセミキノンとなり，赤色の発色をする．この赤色を比色定量する方法である．DPD 試薬は中性で遊離残留塩素と速やかに呈色反応し，さらに少量の KI を加えると結合残留塩素による呈色が起こる．この反応を利用し，遊離残留塩素と結合残留塩素を区別して定量することができる．

⑵　試　薬

a．**DPD 試薬**：N,N-ジェチル-p-フェニレンジンアミン硫酸塩1.0 gをメノウ乳鉢中でよく粉砕する．これに無水 Na$_2$SO$_4$の24 gを加え，結晶粒を粉砕しない程度によく混和し，白色瓶に入れ湿気を避けて暗所に保存する．淡赤色に着色したものは使用しない．

b．**リン酸塩緩衝液**：0.2 M-KH$_2$PO$_4$溶液100 ml と 0.2 N-NaOH 溶液35.4 ml とを混合し，これに CyDTA（1,2-シクロヘキサンジアミン四酢酸）0.13 gを加えて溶解する．この溶液の pH は6.5である．

c．**アシドレッド 265 標準液**：105～110℃で3～4時間乾燥し，硫酸デシケーター中で放冷した標準試薬 C.I.アシドレッド 265（N-p-トルイ

ルスルホニルH酸)0.329gをメスフラスコ中で水に溶解して1*l*とし，これを標準原液とする．この標準原液100.0m*l*をメスフラスコ中で水を加えて1*l*としたものを標準液とする．標準液を塩素標準比色液調整表に従って混和し，比色用の標準比色列をつくる．この標準比色列は密栓して暗所に保存する．

⑶ **器　具**

10m*l*比色管，比色管立て，または比色箱，1m*l*メスピペット

⑷ **測定法**

① 50m*l*の共せん比色管にリン酸塩緩衝液2.5m*l*をとり，これにDPD試薬0.5gを加える．次に試料（残留塩素濃度が2mg/*l*以下であること）を加えて，全量を50m*l*とし，混和後速やかに，呈色を残留塩素標準比色列と側面から比色して，遊離残留塩素mg/*l*を求める．

② この発色した液にKI約0.5gを加えて溶かし，約2分間静置後の呈色を残留塩素標準比色列と側面から比色して，残留塩素mg/*l*を求める．

③ 残留塩素(mg/*l*)と遊離残留塩素(mg/*l*)との差を結合残留塩素(mg/*l*)とする．

2．パックテスト®による定量

⑴ **原　理**

ジェチル-p-フェニレンジンアミン（DPD）比色法

⑵ **材料・器具**

遊離残留塩素

パックテスト WAK-ClO DP：測定範囲は0.1〜5mg/*l*

総残留塩素

パックテスト WAK-T ClO：測定範囲は0.1〜5mg/*l*

⑶ **測定法**

① 亜硝酸性窒素と同様に処理し，検水をパックテストのチューブに半分ぐらい吸い込む．

② よく振りまぜ，遊離残留塩素は10秒後に標準色表を用いて比色し，その濃度を記録する．発色時間の経過に伴って色調がどんどん変化することから，10秒を経過した場合の比色は無効である．

　一方，総残留塩素はよく振りまぜてから2分後に標準色表を用いて比色し，その濃度を記録する．

③ 総残留塩素と遊離残留塩素との差を結合残留塩素(mg/*l*)とする．

フッ化物イオン

　フッ素は塩素とともにハロゲン属の元素で，花崗岩や火山地帯に広く分布している．したがって，水中のフッ素は主として地質に由来するが，鉱山廃水，工場廃水などから混入することもある．

　高濃度のフッ素を含有する飲料水を常用している地域では，歯のフッ素症（斑状歯）が発生しやすい一方で，齲蝕有病者が少ないことも明らかになっている．したがって，副作用を生じさせずに齲蝕予防を発揮する濃度（至適濃度）に調整することが大切である．

　水道水の水質基準では $0.8 \, \text{mg}/l$ 以下と規定されている．

1．SPANDS 試薬法による定量

⑴　原　理

　スパンズ法によるフッ化物の測定は，ジルコニウムイオンとスパンズから生成する赤色レーキにフッ素イオンを作用させる方法である．フッ化物はジルコニウムの一部と結合して無色のフッ化ジルコニウム錯体を形成し，赤色レーキをフッ化物濃度に比例する量だけ退色させる．この測定はアルカリ度（$CaCO_3$），アルミニウム，塩化物，第二鉄，オルトリン酸塩，ヘキサメタリン酸ナトリウム，硫酸塩の少量で妨害されるので，これらの妨害物質が存在するサンプルは蒸留の前操作が必要である．

　精度（再現性）は $\pm 0.02 \, \text{mg}/l$ である．

⑵　材料・器具

　ポケットフッ素計，スパンズ試薬，$10 \, \text{m}l$ のメスピペット（またはホールピペット），$2 \, \text{m}l$ のメスピペット（またはホールピペット），安全ピペッター，サンプルセル，温度計

⑶　測定法

　測定器にプログラムされている検量線で行う．

　高精度モード（HI）への切換（または確認）は，以下の手順で行う．

　ZERO キーと READ キーを同時に押し，1 秒後 READ キーを押したままで ZERO キーだけをはなす．HI（または LO）の表示が表れる．HI は高精度モード（ピペットを使用したスパンズ試薬法），ＬＯは標準精度モード（AccuVac アンプル法）にセットされていることを示す．HI モードの表示が表れるようキー操作を繰り返す．

　① $10 \, \text{m}l$ のメスピペットと安全ピペッターを使用して，$10.0 \, \text{m}l$ の蒸留水をきれいな $10 \, \text{m}l$ のサンプルセルにとる（ブランク）．

　② $10 \, \text{m}l$ のメスピペットをサンプル水で数回洗浄してから，$10.0 \, \text{m}l$ のサンプル水をきれいな $10 \, \text{m}l$ のサンプルセルにとる（測定サンプル）．

　③ 安全ピペッターと $2 \, \text{m}l$ のメスピペットを使用して，$2.0 \, \text{m}l$ のスパンズ試薬をそれぞれのサンプルセルに加える．キャップをして撹拌後，

1分間発色させる.

　【注】スパンズ試薬は有害で腐食性があるので取り扱いに十分注意が必要である.

④ 測定器のカバーキャップをはずす.

⑤ ブランクの入ったサンプルセルをダイアモンドマークが正面を向くように測定器にセットする. カバーキャップをしっかり取り付ける.

⑥ ZERO キーを押す. ---の表示後 0.00 が表示される.

　【注】1分間キーストロークを行わないと測定器は自動的にオフになるが, 最後に設定したゼロが測定器にインプットされている. READ キーを押すことによって測定が続けられる.

⑦ ブランクの入ったサンプルセルを測定器から取り外す.

⑧ 測定サンプルの入ったサンプルセルをダイアモンドマークが正面を向くように測定器にセットする. カバーキャップをしっかりと取り付ける.

⑨ READ キーを押す. ---の表示後, フッ化物濃度（mg/l F⁻）が表示される.

　【注】2.20 の表示が点滅しているときはオーバーレンジを表している. この場合は, サンプル水を同量の蒸留水で希釈し, 再度測定を行う. 表示値に 2 を掛けると実際のフッ化物濃度になる.

⑷ 参 考

ユーザーによる HI モードの検量線入力法（2点キャリブレーション）

① 10.0 ml の蒸留水を 10 ml のサンプルセルにとり, それに 2.0 ml のスパンズ試薬を加え1分間発色させる（ブランク）.

② 10.0 ml の 1.0 mg/l フッ素標準溶液をサンプルセルにとり, それに 2.0 ml のスパンズ試薬を加え1分間発色させる（サンプル）.

③ ZERO キーと READ キーを同時に2秒間押し続ける. CAL の表示後, 0 が点滅する.

④ ブランクの入ったサンプルセルを測定器にセットし, カバーキャップをする.

⑤ ZERO キーを押す. ---の表示後 Std が表れる.

⑥ 1.0 mg/l フッ素標準溶液の入ったサンプルセルを測定器にセットし, カバーキャップをする.

⑦ ZERO キーを押す. 1.00 の表示が表れ, 1.0 mg/l のフッ素標準溶液の値が測定器にインプットされた. 検量線入力操作が終了する.

　【注】検量線入力モードの解除は, 0 または Std が表示されているときに, ZERO キーと READ キーを同時に2秒間押し続けると実行される. 0 または Std が表示されていないときは, Std が表示されるまで

ZEROキーとREADキーを同時に押して，Stdを表示させて前述の
キー操作を行う．

　プリセットプログラムへの復帰は，ZEROキーとREADキーを同
時に3秒間押し続ける．CALの表示後，0が点滅する．この表示が点
滅している間にREADキーを2秒間押す．dFLが表示され，ZERO
キーまたはREADキーを押すか，自動シャットオフ機能によって電
源がオフになるまでdFLは表示される．

　これで，測定器はプリセットプログラム状態に復帰する．

2．パックテスト®による定量

⑴　原　理

ランタン-アリザリンコンプレキソン比色法

⑵　材料・器具

パックテストWAK-F：測定範囲は0〜3 mg/l，8 mg/l以上

⑶　測定法

① 亜硝酸性窒素と同様に処理し，検水をパックテストのチューブに半
　分ぐらい吸い込む．

② よく振りまぜ，10分後に標準色表を用いて比色し，その濃度を記録
　する．

3．ポナールキット®-Fによる定量

　フッ化物イオン電極などの精密機器のない現場において，大まかな飲料
水のフッ化物濃度などを測定する際に有用である．ポナールキット®-F
は，ランタン・アリザリンコンプレクソン（La-ALC）の原理を応用したも
ので，La-ALCのキレート緩衝剤（ドータイト）を使用する．

⑴　測定法

① サンプル水をポリスポイトで発色試験管の下の線（4 ml）まで入れ
　る．

② 抽出液をゴム付きスポイトで上の線（6 ml）まで入れる．

③ 発色試験錠1錠を投入し，ゴム栓をして5分間静置する．

④ ゴム栓を指で強く押さえて，錠剤が溶解するまで上下に強く振盪して
　15分間静置する．

⑤ 再び約30秒間上下に振盪後，静置して抽出する．

⑥ 2層に分離した上層の色の濃さを，標準色と比較してフッ化物濃度
　（測定範囲は0〜0.5 ppm）を読み取る（図1-14）．

⑵　注　意

① 2層に分離してからは振盪しない．

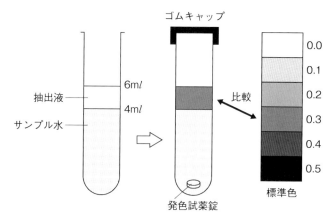

図 1-14　ポナールキット®-F によるフッ化物の定量法

② フッ化物濃度が 0.5 ppm より高い場合は，あらかじめ蒸留水で一定
　割合に稀釈してから測定し，補正する．

③ サンプル水が強酸性または強アルカリ性の場合は，あらかじめ pH
　を調整してから測定する．

⑶　飲料水中のフッ化物濃度測定法

① 飲料水として使用している水を清浄なポリ容器 (ガラス製は不可) に
　入れて持参する．20 ml 程度の量で十分であり，採水してから持参する
　までは冷蔵庫に保管し，測定するときまでに室温に戻しておく．
　次の必要事項を記入する．

　・採水した場所 (住所)

　・採水した水の種類：上下道，簡易水道，井戸水，その他

　・採水日時とそのときの天候など

pH　　水の pH は溶存する遊離炭酸と炭酸塩との濃度の割合によって定まる
が，下水や工場排水に起因する種々の塩類や酸類によっても影響される．
　水道水の水質基準では pH 5.8 以上，8.6 以下と規定されている．

1．パックテスト®による定量

⑴　原　理

pH 指示薬の発色法

⑵　材料・器具

パックテスト WAK-BTB：測定範囲は pH 5.8～8.0 以上

⑶　測定法

① 亜硝酸性窒素と同様に処理し，検水をパックテストのチューブに半
　分ぐらい吸い込む．

② よく振りまぜ，20 秒後に標準色表を用いて比色し，その濃度を記録する．

鉄　　水の鉄は Fe^{2+}，Fe^{3+} に区別される．その多くは重炭酸塩として，その他は硫酸塩，塩化物あるいは有機化合物，また水酸化鉄，酸化鉄として存在する．主として地質由来であるが，配管，鉱山排水，工場排水などが原因になることがある．地下水などで溶存酸素が少なく，鉄が多く存在すると鉄バクテリアが繁殖しやすく，障害を起こすことがある．

水道水の水質基準では 0.3 mg/*l* 以下と規定されている．

1．パックテスト®による溶存鉄の定量

⑴　**原　理**

還元・バソフェナントロリン比色法

⑵　**材料・器具**

パックテスト WAK-Fe(D)：測定範囲は 0.05～2 mg/*l*

⑶　**測定法**

① 亜硝酸性窒素と同様に処理し，検水をパックテストのチューブに半分ぐらい吸い込む．

② よく振りまぜ，2 分後に標準色表を用いて比色し，その濃度を記録する．

亜鉛　　亜鉛は自然水中に含まれることはまれであるが，工場排水，鉱山廃水などから混入，あるいは亜鉛メッキ鋼管から溶出することがある．

水道水の水質基準では 1.0 mg/*l* 以下と規定されている．

1．パックテスト®による定量

⑴　**原　理**

PAN 比色法

⑵　**材料・器具**

パックテスト WAK-Zn：測定範囲は 0～10 mg/*l*

⑶　**測定法**

① 亜硝酸性窒素と同様に処理し，検水をパックテストのチューブに半分ぐらい吸い込む．

② よく振りまぜ，3 分後に標準色表を用いて比色し，その濃度を記録する．

濁度 水の濁りは，無機，有機の浮遊物，微生物および泥土などの混入による．降雨時における地下水，地表水の濁度の増加は主として泥土によるが，同時に下水，工場排水，畜舎，便所などからの汚物の混入が疑われる場合もある．濁度とは水の濁りの程度を示すもので，水 1 l に精製カオリン 1 mg を含む場合の濁りを 1 度という．

水道水の水質基準では 2 度以下と規定されている．

1．濁度・色度計による測定

⑴ 原　理

JIS 法に準拠しており，標準濁度液のかわりに濁度・色度の標準板を用いている．

⑵ 材料・器具

濁度・色度計 WA-PT-4

測定範囲は濁度：0.5～15° JIS 単位　色度：2～20° JIS 単位

⑶ 測定法（図 1-15）

① 右側面のネジをゆるめ，のぞける角度に起こしてネジをしめる．

② 検水を比色管の標線まで正確に入れ，本体（右側）にセットする．

③ もう一方の比色管に精製水（濁度・色度 0°の水）を標線まで入れ，本体（左側）にセットする．

④ 鏡をまわして比色管の底がよく見えるように調整する．

⑤ 2 つの比色管の底を見比べて，同じになるように標準板を入れ替える．同じになった標準板の番号が検水の濁度・色度である．

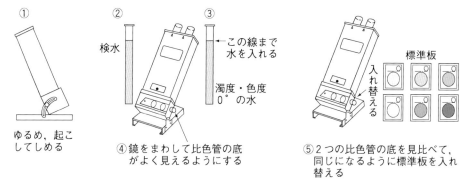

図 1-15　濁度・色度計の使い方

一般細菌数 混釈平板培養法で行う．

大腸菌群　大腸菌群は通常，人蓄の腸管内に生息している．水中から検出されることは，糞尿などの汚染を疑わしめるのと同時に，消化器系病原菌により汚染されている可能性があることを示している．

水道水の水質基準では検出されないことと規定されている．

1．乳糖ブイヨンによる定性
(1)　原　理
大腸菌群とは，グラム陰性，無芽胞性桿菌で，乳糖を分解して酸とガスを形成する好気性あるいは通性嫌気性の菌をいう．したがって，乳糖ブイヨンに大腸菌群が増殖すると酸性となるため培地が黄変し，同時にガスを発生することから判定する．
(2)　培　地
乳糖ブイヨン：肉エキス　3 g，ペプトン 10 g，乳糖　5 g，BTB 24 mg，水 1 l を混合し，pH を7.0〜7.4に調製，分注後，滅菌する．
(3)　器　具
発酵管，10 ml メスピペット．
(4)　測定法
試料 10 ml ずつを乳糖ブイヨン 10 ml 発酵管5本に加え，36±1℃で48時間培養し，酸産生およびガス発生を確認すれば陽性，なければ陰性と判定する．

なお，陽性の場合には確定試験，完全試験そして定量試験を順次行う．

2．大腸菌群簡易検出紙法による測定
(1)　原　理
大腸菌群の選択培養培地を試験紙に含浸させ，乾燥させたものである．試料（検水）を含ませ培養後のコロニー形成の有無から判定する．
(2)　材料・器具
大腸菌群試験紙，恒温器
(3)　測定法
① 袋の上部のチャックをよじって口を開ける．
　あらかじめ指先をアルコールなどでよく消毒をしておく．
② 中の試験紙を押し上げ，ミシン目の部分を外に出す．
③ 試験紙のミシン目より上の部分を指でつまんで出す．
　試験紙は無菌状態になっているので，ミシン目の上部以外には直接手を触れないこと．
④ ミシン目より下の部分を検水に浸漬する（約3秒間）．
　試験紙は約 1 ml の検水を吸着する．

⑤　ミシン目の部分がチャックより下になるように試験紙を元の袋の中に入れる.

⑥　試験紙を袋の上から押さえ，ミシン目の上の部分を指で切りとる.

⑦　⑥の位置のまま平らに置き，指の腹でなでるように空気を抜き，試験紙と袋を密着させチャックを閉じる．袋と試験紙が完全密着するよう空気を十分に抜く.

⑧　密封した試験紙をすぐに37℃の恒温器に入れ培養する．培養15時間後に，大腸菌の赤い斑点のコロニーが検出されれば陽性［＋］と判定する．コロニーが検出されない場合は陰性［－］と判定する.

排水の水質測定

指定された排水について水質測定を行い，総合的な考察を加えてみる.

◎レポート：目的（意義），試料の採取場所および状況，測定項目，方法，結果，考察

実習 1・9　排水の理化学的測定

生物化学的
酸素要求量
（BOD）

　生物化学的酸素要求量 biochemical oxygen demand（BOD）とは，排水中に含まれる有機物質が水中の好気性微生物によって分解されるとき，この分解作用および微生物の呼吸作用などによって消費される酸素量を測定することから，排水中の有機物質の量を概測する方法である．通常，BODは20℃5日間に消費される酸素量を mg/l で表す.

　水質汚濁は，有害性金属や難分解性の合成物質による汚濁，NおよびPによる富栄養化などもあるが，一般にBOD物質による水質悪化が主であり，そのため測定に時間を要するなどの問題があるが，重要な試験法となっている.

1．BODテスターによる測定

⑴　原　理

一般に水中の溶存酸素消費反応は，次の4段階に分けられる.

①　きわめて初期の短時間に完結する酸素消費：SO_3^{2-}，硫化物，Fe^{2+}などの，容易に酸化される物質による.

②　初期の24〜48時間における細菌の増殖に伴う酸素消費.

③　増殖終了後の細菌の内生呼吸に伴う酸素消費：②と併せて，主として

炭素系化合物の酸化による．
④ 窒素化合物の酸化に基づく酸素消費：硝化作用は，窒素化合物が分解後アンモニアや亜硝酸のような無機窒素化合物に変化し，これらが酸化されて酸素を消費する．

⑵　試　薬

a．緩衝液（pH 7.2）：K_2HPO_4 21.75 g，KH_2PO_4 8.5 g，Na_2HPO_4・12 H_2O 44.6 g および NH_4Cl 1.7 g を水に溶かし，全量を 1 l とする．

b．$MgSO_4$溶液：$MgSO_4$・$7H_2O$ 22.5 g を水に溶かして，全量を 1 l とする．

c．$CaCl_2$溶液：$CaCl_2$ 27.5 g を水に溶かして，全量を 1 l とする．

d．$FeCl_3$溶液：$FeCl_3$・$6H_2O$ 0.25 g を水に溶かして，全量を 1 l とする．

e．50 ％ NaOH

f．植種水：①下水，②土壌抽出液，③河川水および④馴化植種などを使用する．

g．通気水

⑶　器　具

BOD テスター（図 1-16），ふらん瓶ユニット（図 1-17），200 ml メスシリンダー，メスピペット，ホールピペット．

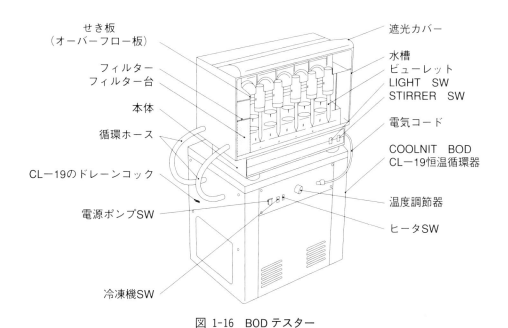

図 1-16　BOD テスター

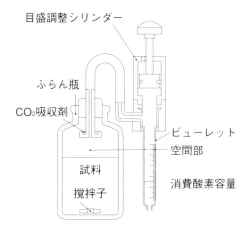

目盛調整シリンダー

ふらん瓶

CO₂吸収剤

ビューレット

空間部

試料

撹拌子

消費酸素容量

図 1-17　ふらん瓶ユニット

(4)　測定法

① 試料の前処理

❶ 残留塩素を含む場合：対応量の 0.025N Na₂SO₃ を滴下して除く.

❷ 酸あるいはアルカリを含む場合：1N NaOH または 1N H₂SO₄ で pH 7.0 付近に中和する.

❸ 水温が 20℃以下あるいは溶存酸素量が 20℃飽和量以上にある場合：水温を 23～25℃に上げ，5～10 分間通気したのち 20℃まで冷却する.

② 試料 190 ml をメスシリンダーにとり，スターラーで撹拌しながら試薬 a，b，c，d を各 0.2 ml ずつ加える. 検水の pH を 7.0(0.1 N- HCl，NaCH)に調整する. ついで植種水を 4 ml 加え，通気水で全量を 200 ml とする.

③ 試料を撹拌子ごとふらん瓶に移し，ふらん瓶の CO₂吸収剤受皿に 50 % NaOH 溶液 1 ml を入れてから，ふらん瓶ユニットを組み立てる.

④ ふらん瓶ユニットを 20℃の恒温槽に入れ，約 30 分間ランニングして，温度が一定になってからシリンダーの目盛りを 1.0 に合わせて 5 日間培養する. その間 1 日 1 回目盛りを読み取って経過時間とともに記録する.

⑤ 空試験として植種水（ブランク I ）および水（ブランク II ）について上記②～④を行う.

⑥ 次式によって BOD を算出する.

$$\text{BOD (mg/}l\text{)} = \frac{32 \times \text{A}ml}{0.082(273+20)} \times \frac{1,000}{\text{試料 m}l} = 1332 \times \frac{\text{A}}{\text{試料 m}l}$$

$$\text{A}ml = \text{試料の読取目盛} - \left(\text{II の読取目盛} + \frac{\text{I の読取目盛} - \text{II の読取目盛}}{40} \right)$$

溶存酸素
（DO）

　有機汚濁の指標として，水中に溶存する酸素の濃度（dissolved oxygen, DO）を ppm または酸素飽和百分率で表したものがある．DO は水中生物の呼吸ならびに河川や湖沼の自浄作用にとって重要である．DO が低下すると，はなはだしい場合には魚介類の死滅，嫌気性生物の繁殖や硫化水素やメタン類の発生がある．

1．Accu Vac アンプル法による DO の定量

⑴　原　理

　Accu Vac 試薬（主剤は L-リシン，EDTA-4 Na，ヒドロキノンなど）が酸素の酸化反応によって黄色から青色，ないし紫色を呈することから，その反応物を 528 nm の波長域で比色し，あらかじめプログラムされている検量線から測定する方法である．

　定量はポケット DO 計を用いて行う．ポケット DO 計の測定範囲は $0 \sim 10.0$ mg/l，精度（再現性）は ± 0.2 mg/l（± 0.1 mg/l）である．なお，ユーザーによる検量線の入力（2 点キャリブレーション）が可能であるが，ここではその操作を省略する．

　本法の妨害物質としては Cr^{3+}，Mn^{2+}，Fe^{2+}，Ni^{2+}，Cu^{2+} および NO_2^- がある．しかし，その濃度が 10 mg/l 以下であれば DO の測定を妨害しない．また，海水中に存在する Mg は妨害物質になる．

⑵　材料・器具

　ポケット DO 計，高レンジ DO Accu Vac アンプル試薬（アンプルキャップ付き），50 ml ビーカー

⑶　測定法（図 1-18）

　測定は測定器にプログラムされている検量線を用いて行う．

① 青色のアンプルキャップと 10 ml のサンプルセルにサンプルを入れ，キャップをする（ブランク）．

　　50 ml のビーカーにサンプルを 40 ml 以上入れる（➡①）．

　【注】サンプルは直ちに測定すること．サンプルの保存はできない．

② DO Accu Vac アンプル試薬をサンプルで満たす（測定サンプル）（➡②）．

　【注】試薬アンプルはサンプルで完全に満たされるまで先端を浸しておく．

③ 測定サンプルを満たした試薬アンプルの先端に予めサンプルを入れてあるアンプルキャップをすばやく装着し，しっかりと固定し，約 30 秒間撹拌する．その後，2 分間保持する（➡③）．

　【注】アンプル中の粉末試薬は少量であれば溶けていなくとも測定上の誤差はない．アンプルキャップは空気中の酸素の混入を防ぐ．2 分間の反応時間で，試薬との反応中に脱気された酸素がサンプル中に溶け出し，再

反応する．

④ 2分間の反応時間の後，30秒間撹拌する（→④）．

⑤ ブランクの入ったサンプルセルをダイアモンドマークが正面を向くように測定器にセットする（→⑤）．

⑥ カバーキャップを図のようにしっかりと取り付ける（→⑥）．

⑦ ZERO キーを押す．---の表示後 0.0 が表示される（→⑦）．

【注】ZERO キーを押してから1分以上たつとオートシャットオフ機能によって表示が消えるが，このゼロはメモリーされている．ZERO キーを押すことによってサンプルの測定が可能になる．

⑧ サンプルの入ったアンプルの表面の水滴を拭い取り，測定器にセットする（→⑧）．

【注】アンプルキャップは測定中もアンプルの先端に付けたままにしておく．

⑨ カバーキャップをしっかりと取り付ける（→⑨）．

⑩ READ キーを押す．---の表示後，DO（O_2）の測定値（mg/l）が表示されるので記録する（→⑩）．

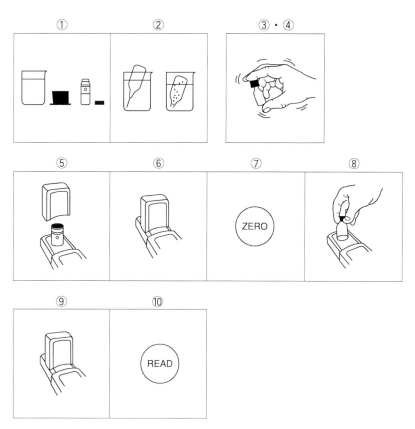

図 1-18 Accu Vac アンプル法による DO の測定法

● 4 ● 居住環境と健康

　地球上の生命は太陽光の恩恵を受けている．太陽光は電磁波であり，その波長の長短によって X 線，紫外線，可視光線，赤外線，マイクロ波などに分類され，私たちの生活に深く関わっている．

1）日光・採光・照明　sunlight, lighting

採光・照明	人間の視力は明暗に対して幅広い範囲で適応が可能であるが，窓からの自然光の光量（採光）が不適切な場合は，作業の低下や疲労の蓄積がみられる．そこで，生活環境を快適にするために必要に応じた照度基準を理解し，改善方法について学習する．
採光	太陽光線を利用して室内を明るくすること． ＜室内の明るさに影響する要因＞ ① 窓の大きさ． ② 窓の方向． ③ 窓の位置と屋外の遮光物の位置関係． ④ 遮光方法や壁の色． ⑤ 室の奥行．
屋外照度	直射日光，天空光，晴空光などを含めた照度．
直射日光	直接照らす太陽光線．
天空光	太陽光線の大気中における拡散光，雲の反射光や透過光．
青空光	快晴時の拡散光．
昼光率	直射日光を含まない天空光による屋外水平面照度に対する屋内照度の割合（百分率）．いわゆる，部屋の各点の「日当たり」の良否を示す指標である．

$$昼光率 = \frac{室内の水平面照度}{天空光による屋外水平面照度} \times 100 （\%）$$

　　昼光率は通常 2〜3 ％程度で，1 ％以上は必要とされる．

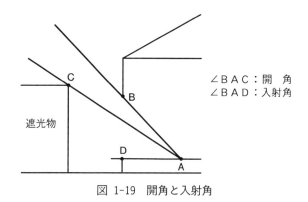

∠BAC：開　角
∠BAD：入射角

C

B

遮光物

D

A

図 1-19　開角と入射角

開角・入射角

　採光は，窓の高さや屋外の障害物の影響を受ける．

　この影響は，図 1-19 の開角と入射角（仰角）によって決まる．

　開角は 5 度以上必要で，窓の上縁を高くし，屋外遮光物を低くすると開角は大きくなる．また，入射角は 28 度以上必要で，窓の上縁を高くし，部屋の奥行きを浅くすると入射角は大きくなる．

照明

　人工的な光源を用いて採光を補うこと．

＜よい照明の条件＞

　① 十分な照度があること．

　② まぶしさ（眩輝）のないこと．

　③ ちらつきのないこと．

　④ 光の方向・色が適当であること．

　⑤ 安全で取り扱いやすく，経済的であること．

　⑥ 有害物質を発生しないこと．

均斉度

　室内各点の照度の均等化の指標である．

$$均斉度＝\frac{最少照度}{平均照度}$$

　室内照度はなるべく均等になることが望ましく，一般的な作業を行う場合は 0.7 以上が推奨される．また，ほかにも算出方法がある．

照明方式

　照明は，使用法から直接照明，間接照明，半間接照明に分けられる．経済性をのぞけば，間接照明が最も優れており，均斉度が高く，眩輝（まぶしさ）・陰影も生じにくい．

　また，室内全体の照明が一様であるか，局所的かで，それぞれ全体照明と局所照明に分類する．

表 1-4　作業面の照度基準

作業の区分	基　　準
精密な作業	300 lx 以上
普通の作業	150 lx 以上
粗 な 作 業	70 lx 以上

照度不足による
健康障害

近視…………照度不足の状況で読書などの作業を長時間続けると，眼の
　　　　　　毛様体筋が疲労状態になり屈折異常を起こすことがある．

眼精疲労……照度不足・照度過剰の環境下で長時間作業をすると眼痛，
　　　　　　視力減退などが現われることがある．

眼球振盪症…照度不足の環境下で作業する人に多くみられる職業性眼疾
　　　　　　患．

照度

　照度の単位としてルクス (lx) が用いられる．1 カンデラの光源から 1 m
の垂直面における明るさを 1 ルクスとする．

　作業面の照度基準は，労働安全衛生規則に規定されており，細かい作業
を行う場合はより高い照度が必要である（**表 1-4**）．

照明基準

　JIS では，照度均斉度，不快グレア，演色評価数などの照明の質的要件を
加えた照明基準を定めている（**表 1-5**）．

　a．維持照度（$\bar{E}$m）：ある面の平均照度を，使用期間中に下回らないよ
　　うに維持すべき値．

　b．照度均斉度（Uo）：ある面における平均照度に対する最少照度の比．

　c．グレア：照明により感じるまぶしさ．視線を中心とした上下 30 度の
　　グレアゾーンに輝度の高い光源があるとまぶしさを感じる．グレアは
　　光源の輝度が高いほど，光源の見かけの面積が大きいほど，周囲が暗
　　いほど，光源と視線のなす角度が小さいほど，光源に近いほど強くな
　　る．また，不快感を与えるグレアが不快グレアである．

　d．室内統一グレア評価値（Unified Glare Rating, *UGR*）：室内照明施
　　設のために規定した不快グレアに基づく値．

　e．室内統一グレア制限値（*UGR*L）：照明施設に対して許容できる
　　UGR の上限値．

　f．平均演色評価数（general color rendering index, *Ra*）：照明で物体
　　を照らすときに，自然光が当たったときの色をどの程度再現している
　　かを示す指標．値が高いほど自然の色に見えるということであり，
　　Ra 100 は自然光が当たったときと同色を再現している．

48

Z 9110-2010　　　　　　　　　　　表 1-5　保健医療施設の照明基準

領域，作業又は活動の種類		Ēm（lx）	Uo	UGR_L	Ra	注記
作業	視診，救急処置，分娩介助，注射，予防接種，製剤，調剤，技工，検査	1,000	0.7	19	90	
	剖検	500	0.7	19	90	
	窓口事務	500	0.7	19	80	
	包帯交換（病室），ギブス着脱	300	0.7	19	80	
	ベッドの読書	300	0.7	—	80	
診療、検査空間	診察室	500	—	19	90	
	救急室，処置室	1,000	—	19	90	
	手術室	1,000	—	19	90	手術部位の照度は 10,000〜100,000 lx.
	回復室	500	—	19	90	
	病室	100	—	19	80	全般照明：床面照度.
	消毒室，滅菌室，麻酔室	300	—	22	80	
	温浴室，水浴室，運動機械室，物療室	300	—	19	80	
	一般検査室（血液，尿などの検査），計測室	500	—	19	90	
	生理検査室（脳波，心電図，視力などの検査）	500	—	16	90	
	剖検室，病理細菌検査室，アイソトープ室	500	—	19	90	
	X線室（撮影，操作，読影など），X線透視室，内視鏡検査室，聴力検査室	300	—	19	80	
	眼科暗室，眼底検査室	75	—	—	90	0 lx まで調光できるものとする.
	視機能検査室（眼科明室）	1,000	—	19	90	相関色温度は 5,000 K 以上で，50 lx まで調光できることが望ましい.
	霊安室	500	—	—	90	
執務空間	院長室，所長室	300	—	19	80	
	研究室，事務室，医局，看護婦室，保健婦室，薬局	500	—	19	80	
	製剤室，調剤室，技工室，中央材料室	500	—	19	90	
共用空間	会議室	500	—	19	80	照明制御を可能とする.
	図書室	500	—	19	80	
	講堂，展示室，栄養室，相談室	300	—	19	80	
	宿直室	300	—	19	80	
	配膳室，食堂	300	—	—	80	
	育児室，面会室	200	—	22	80	
	待合室	200	—	22	80	床面照度.
	カルテ室，薬品倉庫	200	—	—	80	
	汚物室	200	—	—	80	
	動物室	50	—	—	80	
	暗室（写真など）	50	—	—	80	
	浴室，洗濯場，便所，洗面所	200	—	—	80	
	更衣室	200	—	—	80	
	階段	150	—	—	40	出入口には移行部を設け，明るさの急激な変化を避ける.
	病棟の廊下，外来の廊下	200	—	—	80	床面照度.
	非常階段	50	—	—	40	出入口には移行部を設け，明るさの急激な変化を避ける.
	深夜の病室及び廊下	5	—	—	—	足元灯などによる.
	玄関ホール	100	—	—	60	

> ## 採光・照度の測定
>
> 指定された場所で照度の測定を行い，次の項目について，考察を加えてみる．
>
> ◎項　　目：教室，実習室，歯科診療室，手術野，技工室，技工作業台上，昼光率，均
> 　　　　　斉度，開角・入射角
> ◎レポート：目的（意義），測定場所および状況，方法，結果，考察

実習 1・10　採光・照度の測定

照度の測定法
　視感測定法（マクベス照度計・YY 簡易照度計など）と物理測定法（光電池式照度計・光電管式照度計など）がある．

光電池式照度計
　一般に光電池式照度計が使用される．

⑴ 原　理（図 1-20）

　照度は人間の感覚量として測定しなければならないため，セレン光電池の前に視感度補正用フィルタを挿入して，人間の目の特性に一致させている．

　また受光部はセレン結晶膜の上に，金もしくは白金の半透明金属膜を密着させたもので，2 枚のフィルターによって，分光感度を補正している．入射した光が金属膜に当たると，鉄板と金属膜を取りつけた電極との間に電位差を生じる．光電流の強さは照度に比例するので，電流計により測定する．

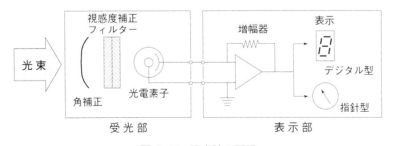

図 1-20　照度計の原理

測定条件の設定
　照度の測定は，一般的には水平面照度を測定する．とくに指定がない場合 JIS では次のような標準的な方法を定めている．

(1) 全体照明

　　一般作業………床上 80 cm

　　座作業…………床上 40 cm

　　廊下・屋外……床上または地面（困難な場合は地面より 15 cm 以内）

(2) 局所照明

　測定したい場所で照度測定を行う．その場所が狭い場合には，そのなかの代表的な一点を測定する．広い場所ではそのなかの数点で測定し，最高照度，最低照度や平均照度などを求める．

(3) 測定器の各部名称

図 1-21，図 1-22 参照．

測定時の注意

① 受光器は光を当ててから指針が一定するまでの不安定の時期を防ぐため，測定前少なくとも 5 分間以上の露出を行う．

② 受光面の位置および方向の設定は正確に行う．

③ 測定者の位置および服装が測定に影響を与えないように注意する．

測定方法

（アナログ式）：黄河 3286 A（図 1-21）

① 指示計部を水平にして電源スイッチを OFF の状態で指示計の 0 位置をチェック．

② 電源スイッチを BAT CHK 側に倒し，指針がスケール上の BAT マークに入っていることを確認．

③ 測定範囲切換スイッチを所定のレンジへ．

④ 1 分間程度光を照射して指示が安定したら測定．

⑤ 測定終了後，電源スイッチを OFF にして受光部を格納．

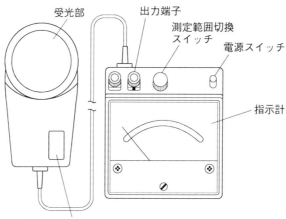

図 1-21　黄河 3286 A（アナログ式）

（デジタル式）：柴田 ANA-999（図 1-22）

① スイッチを×1にする．

② 1000 lx 以上の照度の場合，空白になる．その際には，×10に切換（表示値の 10 倍を照度とする）．

③ ホールドボタンを押して測定値を固定（再度押すとホールドが解除）．

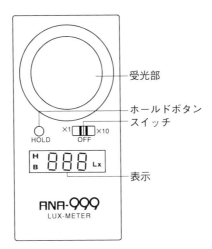

図 1-22　柴田 ANA-999（デジタル式）

Discussion

① 昼光率の改善方法について述べよ．

② 均斉度の改善方法について述べよ．

③ 歯科診療室や歯科技工室での採光・照明を調査し，照度基準と照合・考察せよ．

④ 不適切な照明と眼精疲労・視力障害の関係について述べよ．

２）紫　外　線　ultraviolet rays

　紫外線は日光の１％に過ぎないが，その波長帯域によって近紫外線(400～315 nm)，中紫外線(315～280 nm)，遠紫外線(280～100 nm)，に区分され，生体にさまざまな影響を与えている．

紫外線の作用

⑴　生物に対する作用

①　皮膚に対する作用

　　急性作用…皮膚に紫外線があたると皮膚内の血管が拡張して紅斑を形成し，色素沈着（メラニン形成）の原因となる．

　　慢性作用…紫外線を大量に長時間浴び続けると一部の色素細胞はメラニンをつくり続けるようになり，シミや皮膚の弾力を失ったシワの原因となる．

②　ビタミン D 生成

　　皮膚の表層では皮脂中の 7-dehydro-cholesterol がビタミン D に変化して吸収される．ビタミン D は骨をつくるのに必要であるため，日光浴はくる病の予防に有効とされてきたが，現在では皮膚に対する悪影響（皮膚がんなど）のほうが心配されている．

③　目に対する作用

　　目が紫外線に強く曝露されると，30 分から 24 時間ほどで角膜の多発性びらん（紫外線角膜炎）が起こり，異物感，眼痛，結膜充血などが生じる．

⑵　殺菌作用

　250～300 nm の波長のものが強い殺菌作用を発揮する．しかし，その効果は日光が直接照射した範囲に限局し，影になった部分には及ばない．

⑶　光化学作用

　紫外線は，工場や事業場あるいは自動車などから大気中に排出された窒素酸化物（NOx），炭化水素（HC）と化学反応（光化学反応）して光化学オキシダントとよばれるオゾン（O_3），アルデヒド（R-CHO）などの酸化性物質を生成する．これらの物質が大気中で拡散されずに滞留すると光化学スモッグが発生する．

⑷　全身に対する作用

　赤血球，白血球，血小板，ヘモグロビンを増加させ，血液の凝固力を高め，新陳代謝や成長を促進する．

紫外線の測定

紫外線を測定し，紫外線のもつ有用性や為害性について考察を加える．

◎レポート：目的（意義），測定場所および状況，測定方法，結果，考察

実習 1・11 　紫外線の測定

デジタル紫外線
強度計

(1) 本体各部の名称

図 1-23 参照.

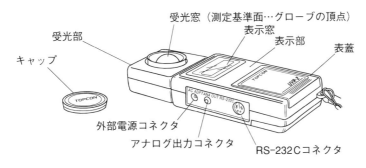

受光窓（測定基準面…グローブの頂点）

受光部　　表示窓　　表示部　　表蓋

キャップ

外部電源コネクタ

アナログ出力コネクタ

RS-232Cコネクタ

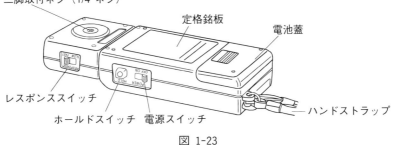

三脚取付ネジ（1/4"ネジ）

定格銘板　　電池蓋

レスポンススイッチ

ホールドスイッチ　電源スイッチ

ハンドストラップ

図 1-23

(2) 仕様適応規格

表示範囲	0.1〜199900 μW/cm^2
	オート/マニュアル　4段レンジ
表示	4桁 LCD
直線性	$\pm 5\%$ of rdg.　± 1 digit
測定波長域	UD−25　220〜300
	UD−36　310〜400
	UD−40　360〜480
電源	9 V 乾電池

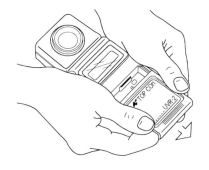
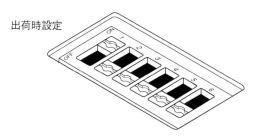

出荷時設定

図 1-24

| 使用方法 | (1) 測定準備 |

① 表示部の表蓋をスライドさせて取り出し，ディップスイッチを図1-24のように設定．

② コネクタ部のガイドを合わせ，本体に受光部（UD−36）を装着．

(2) ゼロ補正

① 電源スイッチを OFF にしたあと，電気蓋を外して電池を装填．

② レスポンススイッチを FAST．

③ 受光部にキャップを付け電源スイッチを ON．

④ 表示部に CAL と表示されたらホールドスイッチを ON（ボタンを押し込んだ状態）．

⑤ $0000 \mu W/cm^2$の表示．

⑥ ホールドスイッチを OFF（ボタンを押し込まない状態）にすると 0 または 0.100 が表示されゼロ補正が完了．

(3) 測定方法

① 受光部のキャップを取り外す．

② 表示される値が安定したら測定．表示値をホールドする場合はホールドスイッチを ON．

③ 続けて測定する場合はホールドスイッチを OFF にして再び測定．

Discussion

① 紫外線の皮膚に対する作用について述べよ．

② 紫外線の目に対する作用について述べよ．

③ 紫外線の殺菌作用について述べよ．

④ 紫外線と光化学スモッグについて述べよ．

⑤ 季節および天候（快晴と曇り）による紫外線強度の変化について述べよ．

3）騒　　音　noise

騒音とは　　騒音とは，「好ましくない音，たとえば，音声，音楽などの伝達を妨害したり，生活に障害，苦痛を与えたりする音」（JIS 日本工業規格）と定義されており，音の種類，性質，大小に関係なく，聞く人に不快感を与え，生活活動や健康を障害するような一切の音をいう．したがって，その判定は聞く人の主観的判断に左右される．

＜騒音と判断されやすい音＞

① 非常に大きな音

② 不快な音色の音

③ 作業能率，思考力を低下させる音

④ 休息，睡眠の障害になる音

⑤ 音が出てはいけないところで出る音

⑥ 目的音の聴取を妨害する音

音の要素　　音とは，物体の振動で起こる空気の疎密波（音波）である．

① 音の高さ（sound pitch）：音波の振動数（周波数）による．周波数が多ければ音は高音，少なければ低音．周波数の単位は Hz（ヘルツ）で，ヒトの可聴周波数域は $20 \sim 20,000\ Hz$ である．

② 音の強さ（sound intensity）：音波の振幅による．振幅が大きければ音は強く，小さければ弱い．

③ 音の大きさ（sound loudness）：音の高さと強さにより決まり，音圧（sound pressure）として評価される．

④ 音色（tone）：波形による．最も単純な音波の純音は正弦曲線を示す．

音の単位　　音を量的な単位として表す代表的なものに，音の強さのレベル（sound intensity level：IL），音の大きさのレベル（sound loudness level），騒音レベル（dB(A)）などがある．

① 音の強さのレベル（sound intensity level：IL）

ある音の強さのレベルは基準音の強さ（$1,000\ Hz$ の純音の最小可聴値で，$10^{-16}\mathrm{W/cm^2}$）に対する比較値で，単位はデシベル（dB）を用いる．

② 音の大きさのレベル（sound loudness level）

正常な聴力をもつ 20 歳代の人が $1,000\ Hz$ の純音を聞いたときの音の強さのレベル（dB）の数値をもって，その音の大きさのレベル（phon）の数値とする．

③ 騒音レベル（dB(A)）

　私たちが騒音として感じる音が純音であることはほとんどない．したがって，騒音計（普通騒音計）で測定して得られる聴感補正済みの音圧レベルが騒音レベルである．騒音計にはA，B，Cの特性を持った補正回路があるが，現在では，一般に騒音レベルというときにはA特性で測定し，dB(A)で表示する．

騒音の影響

騒音は日常の生活に望ましいものではない．そのため，私たちの生体の機能や快適な生活環境を損なう原因になっている．

① 聴力に及ぼす影響

　騒音の障害として聴力に及ぼす影響が最も多い．短時間の強大な騒音曝露による一過性の聴力損失がある．騒音の曝露が長時間続くと聴力の低下が回復しなくなり，永久性の聴力低下をきたす．これを騒音性難聴という．騒音性難聴の特徴は，オージオグラム上の4,000 Hz 付近の高音からの聴力低下が起き，これをC⁵−dip（図1-25）とよんでいる．その後，周波数の低いところへの聴力障害が拡大する（図1-26）．これらの騒音発生は，今までの職業的な環境によるものから，最近では，地下鉄騒音，航空機騒音，ディスコ，ヘッドホンなどの騒音の長期曝露も無視できない．

②その他，生体に与える影響

　騒音障害は聴力に与える影響ばかりでなく，生体の生理機能にも影響を及ぼしている．長田らの騒音影響の模式図（図1-27）では，自律神経系や内分泌系を介した身体の影響のみならず，騒音曝露による精神的妨害，情緒妨害などの日常生活にも影響する妨害を示している．

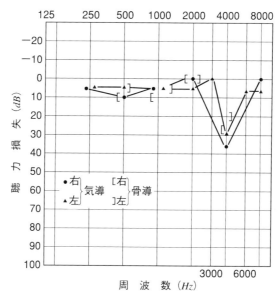

図 1-25　騒音性難聴のオージオグラム "c⁵−dip"

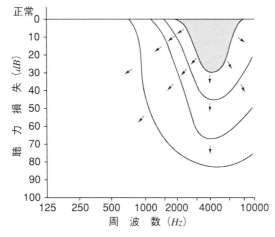

図 1-26 騒音性難聴の進行過程

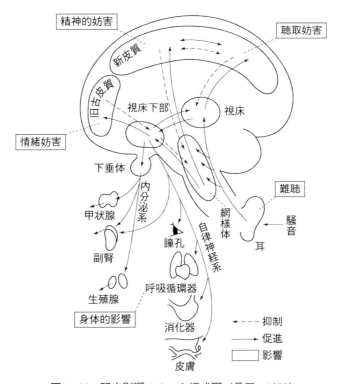

図 1-27 騒音影響のルート模式図（長田，1973）

| 騒音にかかわる基準 | 　環境基本法第16条第1項の規定に基づき，生活環境を保全し，ヒトの健康を保護するうえで望ましい基準を**表1-6**のように定めている． |

① 環境基準

② 室内騒音に関する基準

　遮音性能・減音性能の判断基準としての室内用途基準を**表1-7**のように定めている．

表 1-6 騒音にかかわる環境基準（平成24年3月改正）

1．道路に面する地域以外の地域

地 域 の 類 型	基　準　値	
	昼　間	夜　間
AA	50 デシベル以下	40 デシベル以下
A 及び B	55 デシベル以下	45 デシベル以下
C	60 デシベル以下	50 デシベル以下

1．地域の類型
　AA：療養施設，社会福祉施設等が集合して設置される地域など特に静穏を要する地域
　A　：専ら住居の用に供される地域
　B　：主として住居の用に供される地域
　C　：相当数の住居と併せて商業，工業等の用に供される地域
2．時間の区分
　昼間：午前6時から午後10時まで
　夜間：午後10時から翌日の午前6時まで

2．道路に面する地域

地　域　の　区　分	基　準　値	
	昼　間	夜　間
A地域のうち2車線以上の車線を有する道路に面する地域	60 デシベル以下	55 デシベル以下
B地域のうち2車線以上の車線を有する道路に面する地域及びC地域のうち車線を有する道路に面する地域	65 デシベル以下	60 デシベル以下

備考：車線とは，1縦列の自動車が安全かつ円滑に走行するために必要な一定の幅員を有する帯状の車道部分をいう．

3．幹線交通を担う道路に近接する空間

基　準　値	
昼　間	夜　間
70 デシベル以下	65 デシベル以下

備考：個別の住居等において騒音の影響を受けやすい面の窓を主として閉めた生活が営まれていると認められるときは，屋内へ透過する騒音に係る基準（昼間にあっては45デシベル以下，夜間にあっては40デシベル以下）によることができる．

表 1-7　室内騒音に関する適用等級

建 築 物	室 用 途	騒音レベル（dB A）			騒 音 等 級		
		1 級	2 級	3 級	1 級	2 級	3 級
集 合 住 宅	居　　室	35	40	45	N-35	N-40	N-45
ホ　テ　ル	客　　室	35	40	45	N-35	N-40	N-45
事　務　所	オープン事務室	40	45	50	N-40	N-45	N-50
	会議・応接室	35	40	45	N-35	N-40	N-45
学　　　校	普通教室	35	40	45	N-35	N-40	N-45
病　　　院	病院（個室）	35	40	45	N-35	N-40	N-45
コンサートホール・オペラハウス		25	30	—	N-25	N-30	—
劇場・多目的ホール		30	35	—	N-30	N-35	—
録音スタジオ		20	25	—	N-20	N-25	—

（日本建築学会，1999）

表 1-7 中の値は，空調騒音，外部騒音，外部からの工場騒音のようなほぼ定常的な騒音に対しての規定である．道路交通騒音のような不規則かつ大幅に変動する騒音（変動騒音），軌道交通騒音のような間欠的に発生する騒音（間欠騒音），または衝撃性の騒音（衝撃騒音）に対しては，日本建築学会測定基準に規定する「建築物の現場における室内騒音の測定方法」により測定された値をあてはめる．また，**表 1-7**中の等級は，通常の使用状態ではほぼ**表 1-8** に示す条件に相当する．

表 1-8　適用等級の意味

適用等級	遮音性能の水準	性能水準の説明
特　級	遮音性能上とくに優れている	特別に高い性能が要求された場合の性能水準
1　級	遮音性能上優れている	建築学会が推奨する好ましい性能水準
2　級	遮音性能上標準的である	一般的な性能水準
3　級	遮音性能上やや劣る	やむを得ない場合に許容される性能水準

（日本建築学会，1997）

騒音の測定

指定された場所について騒音を測定し，考察を加えよ．

◎**レポート**：目的（意義），場所および状況，方法，結果，考察

実習 1·12　　騒音の測定

騒音計　　(1)　普通騒音計の原理

騒音計は，図 1-28 に示すようにマイクロホンで得た音圧を電気量に増幅し，聴感補正回路にて補正したものを表示する．聴感補正回路には A 特性と C 特性がある（図 1-29 参照）．

(2)　普通騒音計

a．各部の名称（図 1-30）

b．使用方法

測定準備　　① バッテリーの装填：本体背面下部の蓋をあけてバッテリーを挿入．

　　　（表示部に「Batt」が表示されたら電池交換）

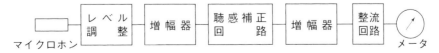

図 1-28　騒音計の構成

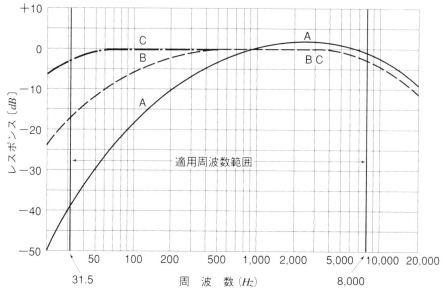

図 1-29　聴感補正特性の基準計

（通産省：公害防止の技術と法規，騒音編，1981 より）

② 校正：下図参照．

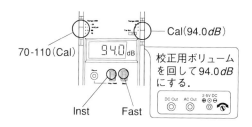

70-110（Cal）

Cal（94.0 *dB*）

校正用ボリューム
を回して94.0 *dB*
にする．

Inst　　Fast

騒音の測定 ｜ ① スイッチの設定

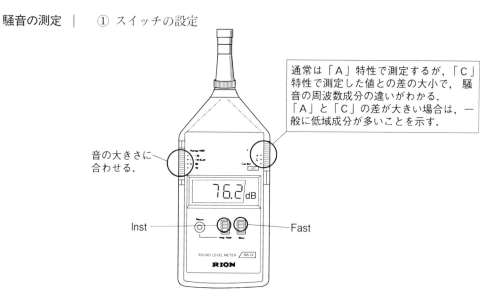

通常は「Ａ」特性で測定するが，「Ｃ」
特性で測定した値との差の大小で，騒
音の周波数成分の違いがわかる．
「Ａ」と「Ｃ」の差が大きい場合は，一
般に低域成分が多いことを示す．

音の大きさに
合わせる．

Inst　　　　　　　　　　Fast

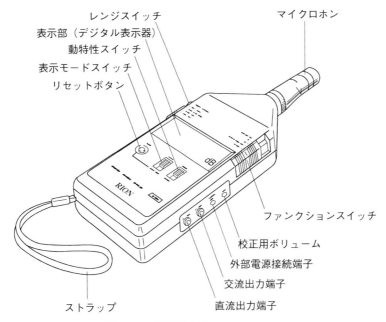

図 1-30　普通騒音計（リオン株式会社）

・**ファンクションスイッチ**
　A：周波数補正特性 A で測定
　C：周波数補正特性 C で測定
　Cal(94.0 dB)：校正用信号を発生
　OFF：電源が切れる

・**レンジスイッチ**
　測定レンジの切り替え

・**表示部**（デジタル表示器）
　測定値，オーバースケール，アンダースケ
　ール，電池電圧警告を表示
　レベル：0.1 dB 分解能で表示
　Over　：測定レンジが低いときに表示
　Under　：測定レンジが高いときに表示
　Batt　：電池電圧が下がると表示

・**リセットボタン**
　ホールドされた値をリセット

・**表示モードスイッチ**
　Inst：瞬時値を表示
　Max Hold：最大値を表示

・**動特性スイッチ**
　実効値検波回路の時定数の切り替え

・**ストラップ**
　計器が落ちるのを防ぐ

・**校正用ボリューム**
　校正時に表示部の表示を「94.0」dB になる
　ように合わせる

・**外部電源接続端子**
　AC アダプター NC-27 を接続

・**交流出力端子**
　交流信号を出力

・**直流出力端子**
　直流レベル化信号を出力

　② 測定値の表示

　　　測定値は，1 秒ごとの瞬時値で表示される．

　　　表示部に「Over」あるいは「Under」の表示が連

　続して表示される場合は，レンジスイッチを切り替えて，表示が消え

　るようにする．

　⑶　**騒音の測定方法**

測定点の選定　① 騒音レベルは，A 特性で測定する．

　　② C 特性の測定値は，音圧レベルを近似する．

　　③ 一般的には動特性は「FAST」（時定数 125 ms）を用い，レベルの変

動の少ない音は「SLOW」（時定数 1 s）を用いてもよい. 航空機騒音および新幹線鉄道騒音の測定は「SLOW」を用いる.

④ 騒音規制法による測定は, 工場, 作業場の敷地境界線, 地上 1.2 m で測定する.

⑤ 道路騒音は, 建物から 1 m または車道と歩道の境目で測定する.

⑥ 住宅などへの影響を調べるために建物の近くで測定する場合は, 建物, 壁などから 1〜2 m 離れ, 床上 1.2〜1.5 m にマイクロホンを設置する（一般の環境騒音を測定する場合は, 建物からなるべく 3.5 m 以上離れる）.

⑦ 機械の騒音レベルを測定する場合の測定位置は, 個別の規格などによる（従来のデータは, 機械表面から 1 m の位置における測定値が多い）.

⑧ 屋外の測定では, 防風スクリーンをマイクロホンに装着する（緩衝材, 防塵の役目もする）.

⑨ 暗騒音（対象とする騒音を除いた場合のその環境における騒音をいう）と対象の音がともに広帯域の定常音であり, その差が 4 *dB* 以上および 9 *dB* 以内の場合は暗騒音の補正をする（4 *dB* 未満は補正不可能, 10 *dB* 以上は補正不要, 機械騒音の実験などにおいて対象音と暗騒音が定常音でかつ必要があれば数 *dB* の差でも補正が可能である）（表 1-9）.

表 1-9 暗騒音の影響に対する指示値の補正   （単位：*dB*）

対象の音があるときとないときの指示値の差	4	5	6	7	8	9
補　正　値		− 2			− 1	

⑩ 測定の前後の感度チェックは, 騒音計内蔵の校正信号を用いる（騒音計の保管中の管理または測定準備の際には, JIS C 1515 で規定する音響校正器を用いる）.

騒音の種類と
測定方法

a. 定常騒音 steady noise：観測点において, ほぼ一定レベルの騒音が連続, またはわずかに変動する騒音を定常騒音といい, この場合の騒音計の指示値は平均値を読み取る.

b. 変動騒音 fluctuating noise：観測点において, 騒音レベルが不規則かつ連続的に広範囲にわたって変動する騒音を変動騒音という. 変動騒音は, 騒音計の速い動特性（FAST）を用いて, 一定時間間隔ごとに騒音レベルを測定し, 累積度数分布から L_{50}, L_5 などの時間率騒音レ

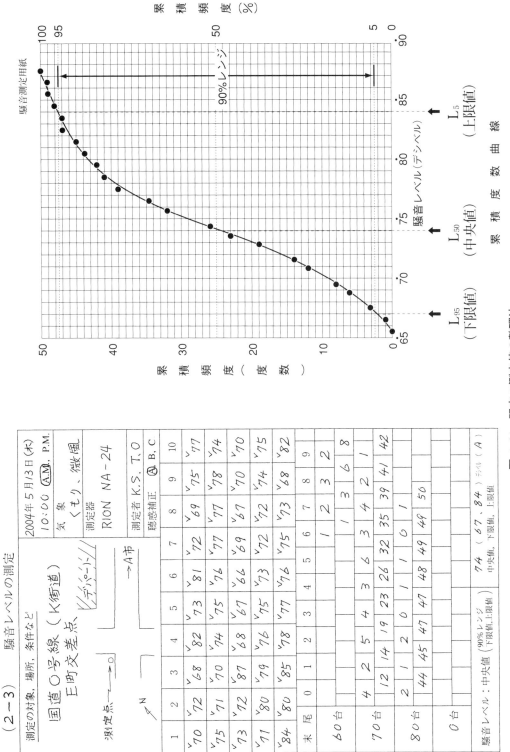

図 1-31　騒音の測定値の整理法

ベルを求める．一般の環境騒音については，測定値の個数は 50 個以上，時間間隔は 5 秒以下とすることが望ましい（図 1-31）．

　　c．間欠騒音　intermittent noise：間欠的に発生する騒音のうち，発生ごとの継続時間が数秒以上の騒音を間欠騒音という．騒音の発生ごとに，騒音計の指示値の最大値を読み取る．最大値がほぼ一定の場合には，数回の平均値で表示する．最大値がかなりの範囲で変化する場合には，多数回の測定から累積度数分布の 90 パーセントレンジの上端値などを求めて代表値とする．

Discussion ···

① 音の単位を説明せよ．
② 騒音の生体への影響のなかで，聴力に及ぼす影響について述べよ．
③ 音の感覚量について述べよ．

４）廃棄物処理について（歯科医療機関における廃棄物処理を含む）

廃棄物処理の意義

　　昭和 45 年に「廃棄物の処理及び清掃に関する法律（廃棄物処理法）」が制定されたが，わが国の大量生産，大量消費，そして大量廃棄という一方通行型の社会経済構造を根本から見直す必要性から，現在では，リサイクル促進などの「循環型社会形成推進基本法」を中心に社会形成システム（図 1-32）の一端を担っている．改定された廃棄物処理法では，廃棄物の発生抑制を行い，社会資源を有効利用し，地球環境問題の解決を視野に入れ，それぞれの適正な役割分担が整備されている．

環　境　基　本　法

循　環　型　社　会　形　成　推　進　基　本　法 （基　本　的　枠　組　み　法）

「循環型社会形成推進基本法」に合わせて，これら法律を一体的に運用することにより，循環型社会の形成に向けて実効ある取組を進める．

廃　棄　物　処　理　法　（ゴミの発生抑制と適正なリサイクルや処分を確保）

廃棄物の処理及び清掃に関する法律

資源有効利用促進法　（ゴミの発生抑制，リユース，リサイクルを促進）

資源の有効な利用の促進に関する法律

容器包装リサイクル法　（容器包装の製造・利用事業者などに，分別収集された容器包装のリサイクルを義務づけ）

容器包装に係る分別収集及び再商品化の促進等に関する法律

家　電　リ　サ　イ　ク　ル　法　（家電製品の製造・販売事業者などに，廃家電製品の回収・リサイクルを義務づけ）

特定家庭用機器再商品化法

建　設　リ　サ　イ　ク　ル　法　（建設工事の受注者などに，建築物などの分別解体や建設廃棄物のリサイクルなどを義務づけ）

建設工事に係る資材の再資源化等に関する法律

食　品　リ　サ　イ　ク　ル　法　（食品の製造・販売事業者，レストランなどに，食品残さの発生抑制やリサイクルなどを義務づけ）

食品循環資源の再生利用等の促進に関する法律

自　動　車　リ　サ　イ　ク　ル　法　（自動車製造業者などに，使用済み自動車の再資源化を義務づけ）

使用済自動車の再資源化等に関する法律

小型家電リサイクル法　（使用済小型電子機器等を認定事業者等が再資源化）

使用済小型電子機器等の再資源化の促進に関する法律

グ　リ　ー　ン　購　入　法　（国等が率先して再生品などの調達を推進）

国等による環境物品等の調達の推進等に関する法律

図 1-32　廃棄物・リサイクル関連法の全体像
（資料：環境省パンフレットより一部追加）

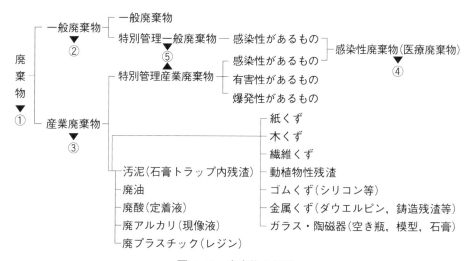

図 1-33　廃棄物の分類

廃棄物の分類
（図 1-33）

① 「廃棄物」とは，人間の生活に伴って発生するもので，ゴミなどの汚物や自分で利用したり他人に売却したりできないために不要になったすべての液状または固形状のものをいう．

② 「一般廃棄物」とは，産業廃棄物以外の廃棄物をいい，日常生活で排出されるゴミやし尿をさすことが多いが，工場，ビル，商店などからのし尿や紙くずもいう．処理は原則として市町村が義務的に実施する．

③ 「産業廃棄物」とは，民間の営利目的の事業活動や公共の事業活動に伴って生じた廃棄物である．処理は事業者の責任において，みずから処理するか許可を受けた処理業者に処理を委託しなければならない．

④ 「感染性廃棄物」とは，医療機関，試験研究機関などから医療行為，研究活動に伴って発生し，人が感染し，または感染するおそれのある病原体が含まれ，もしくは付着している廃棄物またはこれらのおそれのある廃棄物をいう．それは，特別管理一般廃棄物と特別管理産業廃棄物に区分される．

⑤ 「特別管理一般・産業廃棄物」とは，ヒトへの健康，生活環境へ影響がないように特別な注意を必要とする廃棄物で，処理に際しては，固形化などの不溶化処理を行う．

医療機関から排出する廃棄物と感染性廃棄物の区分

表 1-10　医療関係機関などから発生するおもな廃棄物

	種　類	例
産業廃棄物	燃え殻	焼却灰
	汚　泥	血液（凝固したものに限る），検査室・実験室などの排水処理施設から発生する汚泥，その他の汚泥
	廃　油	アルコール，キシロール，クロロホルムなどの有機溶剤，灯油，ガソリンなどの燃料油，入院患者の給食に使った食料油，冷凍機やポンプなどの潤滑油，その他の油
	廃　酸	レントゲン定着液，ホルマリン，クロム硫酸，その他の酸性の廃液
	廃アルカリ	レントゲン現像廃液，血液検査廃液，廃血液（凝固していない状態のもの），その他のアルカリ性の液
	廃プラスチック	合成樹脂製の器具，レントゲンフィルム，ビニルチューブ，その他の合成樹脂製のもの
	ガラスくず，コンクリートくずおよび陶磁器くず	アンプル，ガラス製の器具，びん，その他のガラス製のもの，ギプス用石膏，陶磁器の器具，その他の陶磁器製のもの
	金属くず	金属製機械器具，注射針，金属製ベッド，その他の金属製のもの
	ゴムくず	天然ゴムの器具類，ディスポーザブルの手袋など
	ばいじん	大気汚染防止法第2条第2項のばい煙発生施設および汚泥，廃油などの産業廃棄物の焼却施設の集じん施設で回収したもの
一　般　廃　棄　物		紙くず類，厨芥，繊維くず（包帯，ガーゼ，脱脂綿，リネン類），木くず，皮革類，実験動物の死体，これらの一般廃棄物を焼却した「燃え殻」など

* 上表は産業廃棄物と一般廃棄物の区分の表であり，感染性廃棄物の該否については，下記の「感染性廃棄物の判断基準」により判断すること．

感染性廃棄物の
判断基準

　「廃棄物の形状」，「排出場所」，「感染症の種類」の観点から，医療関係機関等がより客観的に感染性廃棄物を判断できる基準．
　感染性廃棄物とは，医療関係機関等から発生する廃棄物で以下のもの．
　(1)　形状の観点
　① 血液，血清，血漿および体液（精液を含む．）（以下「血液等」という．）
　② 手術等に伴って発生する病理廃棄物
　③ 血液等が付着した鋭利なもの
　④ 病原微生物に関連した試験，検査等に用いられたもの
　(2)　排出場所の観点
　感染症病床，結核病床，手術室，緊急外来室，集中治療室および検査室において治療，検査等に使用された後，排出されたもの

⑶ 感染症の種類の観点

① 一類，二類，三類感染症，指定感染症および新感染症ならびに結核の治療，検査等に使用された後，排出されたもの

② 四類および五類感染症の治療，検査等に使用された後，排出された医療器材，ディスポーザブル製品，衛生材料等

通常，医療関係機関等から排出される廃棄物は，「形状」，「排出場所」および「感染症の種類」の観点から感染性廃棄物の該否について判断できるが，判断できない場合は，血液等その他の付着の程度や付着した廃棄物の形状，性状の違いにより，専門知識を有する者（医師，歯科医師および獣医師）によって感染のおそれがあると判断される場合は感染性廃棄物とする．

なお，非感染性の廃棄物であっても，鋭利なものについては感染性廃棄物と同等の取扱いとする（図1-35）．

非感染性廃棄物ラベルの推奨

医療関係機関等が責任を持って非感染性廃棄物（感染性廃棄物を消毒処理したものや，判断基準により非感染性廃棄物に区分したもの）とであることを明確にするために，非感染性廃棄物を収納した容器に非感染性廃棄

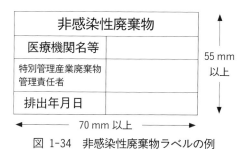

図 1-34　非感染性廃棄物ラベルの例

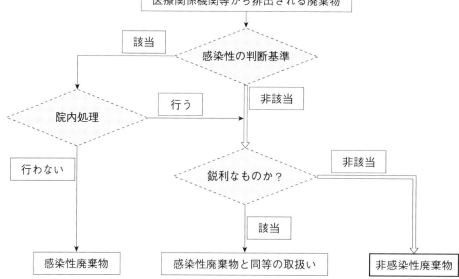

図 1-35　非感染性廃棄物ラベルの対象となる廃棄物の分類フロー

表 1-11　感染性一般廃棄物と感染性産業廃棄物の種類と具体例

廃棄物の種類	感染性一般廃棄物 （特別管理一般廃棄物）	感染性産業廃棄物 （特別管理産業廃棄物）
1．血液など		血液，血清，血漿，体液（精液を含む），血液製剤
2．手術などに伴って発生する病理廃棄物	臓器，組織	
3．血液などが付着した鋭利なもの		注射針，メス，試験管，シャーレ，ガラスくずなど
4．病原微生物に関連した試験，検査などに用いられたもの	実験，検査などに使用した培地，実験動物の死体など	実験，検査などに使用した試験管，シャーレなど
5．その他血液などが付着したもの	血液などが付着した紙くず，繊維くず（脱脂綿，ガーゼ，包帯など）など	血液などが付着した実験・手術用の手袋など
6．汚染物もしくはこれらが付着した，またはそれらの恐れがあるもので1〜5に該当しないもの	汚染物が付着した紙くず，繊維くず	汚染物が付着した廃プラスチック類など

感染性廃棄物の保管と排出方法

物であることを明記したラベルを付けることを推奨する（図 1-34）．

(1)　保管基準

事業者は感染性廃棄物が運搬されるまでの間，生活環境上支障のないように保管しなければならない．

(2)　施設内の保管法

① 保管は極力短時間とする．

② 保管場所は関係者以外立ち入れないようにし，ほかの廃棄物と区別して保管する．

③ 保管場所のみやすい箇所に，感染性廃棄物の保管場所であることを明示するとともに取り扱い注意を表示する．

④ 保管場所にねずみ，害虫などが生息しないよう配慮する．

(3)　梱包と表示法

① 梱包

梱包には，密閉でき，収納しやすく，損傷しない容器を使用し，「鋭利なもの」，「固形状のもの」，「液状または泥状のもの」の3種類に区別して梱包するのが原則である．

② バイオハザードマークの表示（図 1-36）

運搬容器の取扱者に感染性廃棄物の識別ができるように，性状に応じ色を変えたマークを運搬容器に表示する．

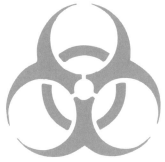

バイオハザードマーク

赤色：液状または泥状のもの（血液など）
橙色：固形状のもの（血液などが付着したガーゼなど）
黄色：鋭利なもの（注射針など）

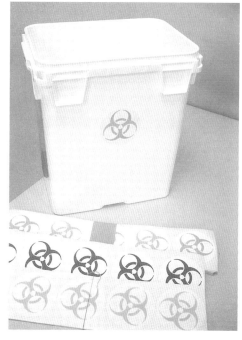

図 1-36　バイオハザードマークの表示

歯科医療機関における廃棄物の処理

　歯科医療機関からの廃棄物は，一般廃棄物，産業廃棄物，一般および産業廃棄物における感染性廃棄物そして資源回収品にまで及んでいる．適切な廃棄物の排出はもちろん，適切な資源回収を実施し，廃棄物を抑制することで地球環境にまで配慮した対応が求められている．そのようなことから，以下に，神奈川歯科大学附属病院で実施している廃棄物判定チャート表（**表 1-12**）を用いた廃棄例を示す．

　産業廃棄物および感染性廃棄物は，適正に自家処理するか認可を受けた産業廃棄物処理業者に委託する（委託処理）．委託処理を行う際には，歯科医療機関は，処理業者が確実に最終処分まで実施したことを確認するためのマニフェスト（産業廃棄物管理票）を交付しなければならない（マニフェスト制度）．

Discussion ⋯⋯⋯⋯⋯⋯⋯⋯⋯⋯⋯⋯⋯⋯⋯⋯⋯⋯⋯⋯⋯⋯⋯⋯⋯⋯⋯⋯⋯⋯⋯⋯⋯

　歯科医療機関から排出される廃棄物について，どのように処理したらよいかを詳細にフローチャートに示せ．ただし，自家処理をしないことを前提とする．

① 未使用の注射針　　　⑤ 未使用の紙製エプロン

② 抜去歯　　　　　　　⑥ 使用したレントゲン現像液

③ 血液のついたガーゼ　⑦ 患者への装着の完了した作業模型（石膏）

④ 使用したゴム手袋

表 1-12　神奈川歯科大学附属病院廃棄判定表

判定 Ⅰ　感染性廃棄物（含，口腔内で使用した廃棄物）
　　　　Yes　⇨　感染性

No. ⇩	1．血液，臓器，輸血パック	バイオハザード赤	液状物の感染性廃棄物および臓器	ポリ容器密栓
	2．メス，針，培地，シャーレ	バイオハザード黄	病原性微生物に関連した検査器具	ポリ容器密栓
	3．プラスチック，紙，布	バイオハザード橙	グローブ，マスク，トレーから除去した印象材，X線フィルム外包装	2重ポリ袋 （テープ密封）

判定 2　産業廃棄物指定
　　　　Yes　⇨　産業廃棄物

No. ⇩	1．石膏くず	石膏，埋没材
	2．ガラスくず	ガラス器具，薬瓶，陶器，これらの破損品
	3．廃プラスチック，ゴムくず	プラスチック，レジン，ワックス，ビニールパッケージ，ディスポエプロン，発泡スチロール，ゴムくず，印象材くず，シーネプレートくず，医療器具，薬品の包装プラスチック・ビニール
	診療用紙くず	キムワイプ，キムタオル，使用した紙練板
	4．電池・バッテリー	乾電池
	5．レントゲン廃液	
	6．金属類	缶類，ワイヤー類，ダウエルピン，アルミキャップくず，ホッチキス針，クリップ，破損器具

判定 3　資源回収指定
　　　　Yes　⇨　資源回収品

No. ⇩	1．新聞紙・ちらし		ひもで束ねる
	2．コピー用紙		ひもで束ねる
	3．雑誌類		ひもで束ねる
	4．段ボール箱		箱をつぶして十文字に縛る
	5．その他の紙	包装紙，紙の箱，ボール紙など	ひもで束ねる
	6．缶以外の金属		

判定 4　一般廃棄物

	1．燃やせるゴミ	生ゴミ，リサイクルできない紙	炭酸カルシウム入りポリ袋
	2．缶・びん・ペットボトル	スプレー缶，ペットボトル	透明な袋（各診療科名を明記）
	3．容器包装プラスチック	商品トレイ，プラスチックキャップ	透明な袋（各診療科名を明記）
	4．不燃ゴミ	アルミホイル	透明な袋（各診療科名を明記）

医療系廃棄物

一般廃棄物

5）気　圧

フォルタン気圧計
による測定

⑴　原　理

　長さ約1m，断面積1cm²の一端を閉じたガラス管に水銀をみたし，これを水銀をもった器の中に倒立させると気圧に応じて水銀柱はある高さにとどまる．この水銀柱の高さから気圧を知る（図1-37）．

⑵　測定法

　ネジ（S）を調整して水銀面を象牙針（I）の先端に軽く接触させる．水銀柱上端のメニスカスを遊尺（V）で読む．遊尺の読み方は，遊尺のゼロ線が目盛りの示度線に一致したときはそのまま読む．一致しないときはゼロ線直下の固定目盛りの示度をまず読み，次に遊尺目盛りの一致したところの示度の1/10をこれに加える（ノギスの読みとりと同じ）．読み終わったら，必ず水銀面と象牙針とをわずかに離しておく．

　水銀気圧計には，フォルタン気圧計のほか，ステーション気圧計，山岳用気圧計などがある．

ブルドン気圧計

　また，気圧計としての精度はやや劣るが，ブルドン気圧計は，産業用気圧（圧力）計として最も多く用いられている．扁平密閉管を応用していることから構造が簡単で丈夫である（図1-38）．

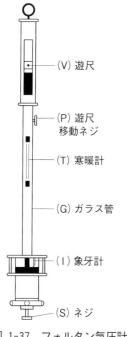

図 1-37　フォルタン気圧計

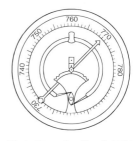

図 1-38　ブルドン気圧計

【参考】フォルタン気圧計：遊尺（副尺；バーニア）の読み方の例
　副尺のゼロが764と765の間にあれば，「764mmHg」と直読し，ついで，副尺の目盛り線と主尺の目盛り線が一致するところを探す．副尺の3の目盛り線が主尺の目盛り線と合致しているなら，このときは「0.3mmHg」を示している．そこで，和をとって「764.3mmHg」と読む．「副尺の目盛り線と主尺の目盛り線が一致するところを読む」ということを知っておく．

2 食生活と栄養

1 国民栄養の意義と問題点

1）国民健康・栄養調査

　昭和27年（1951）年に栄養改善法が成立した．この法律の目的は，「国民の栄養思想を高め，国民の栄養状態を明らかにし，かつ，国民の栄養を改善する方途を講じて国民の健康及び体力の維持向上を図り，もって国民の福祉の増進に寄与する」である．これに基づき，国は，「国民栄養調査」を毎年行ってきた．調査内容は，栄養素等摂取状況のみならず，食事状況，身体状況，ならびに食生活状況である．

　平成15年より，栄養改善法は廃止となり，この法律の内容は，健康増進法に受け継がれ，「国民健康・栄養調査」が行われている．

2）食事バランスガイド

作成の目的　　平成12年3月に文部省（当時），厚生省（当時），農林水産省により「食生活指針」が策定され，それを受けて食に携わる関係者の取り組み方針を定めた「食生活指針の推進について」が閣議決定されるなど，心身ともに健康で豊かな食生活の実現に向けた普及・啓発が進められてきた．

　こうしたことから，食生活指針を具体的な行動に結び付けるものとして，「何を」「どれだけ」食べたらよいか，という「食事」の基本を身に付けるバイブルとして，望ましい食事のとり方やおおよその量をわかりやすくイラストで示した「食事バランスガイド」を策定した．

　「食事バランスガイド」は，誰もが親しみやすいものになることを目指して策定したものであり，一人一人が自分自身または家族の食生活を見直すきっかけになるものとして，より多くの方々に活用されることが重要であ

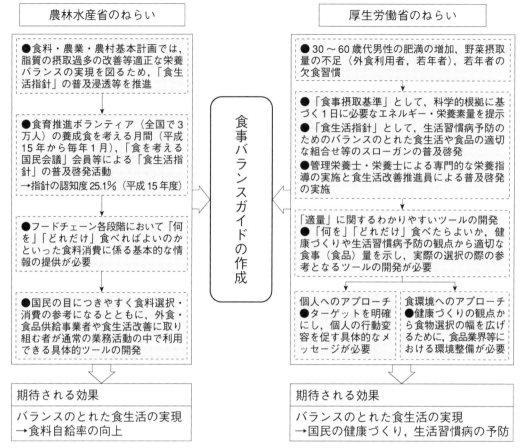

図 2-1 「食事バランスガイド」作成のねらい

る．そのためには，国をはじめ，地方公共団体，食品生産者，事業者，管理栄養士・栄養士，その他の保健医療福祉活動の専門家，地域における食生活改善推進員等が連携して，普及活用の取り組みを進めていく必要がある．とりわけ，一般の人々が日々の食べ物を購入・消費する小売店，外食の場などで日常的に活用されることが必要である．

　このような取り組みを進めることにより，「バランスのとれた食生活の実現」が図られ，国民の健康づくり，生活習慣病の予防，食料自給率の向上に寄与することが期待される（図2-1）．

イラスト解説
（図 2-2）

　上部から，十分な摂取が望まれる主食，副菜，主菜の順に並べ，牛乳・乳製品と果物については同程度と考え，並列に表している．形状は，「コマ」をイメージして描き，食事のバランスが悪くなると倒れてしまうということを表している．また，コマが回転することは，運動することを連想させるので，回転（運動）することにより初めて安定することも，あわせて表すこととした．なお，水分をコマの軸とし，食事の中で欠かせない存在で

食事バランスガイド

あなたの食事は大丈夫？

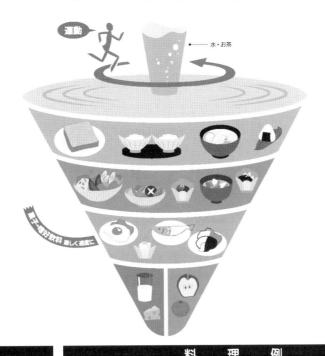

1日分	料 理 例

5~7
つ(SV)
主食（ごはん、パン、麺）
ごはん（中盛り）だったら4杯程度

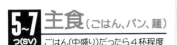

5~6
つ(SV)
副菜（野菜、きのこ、いも、海藻料理）
野菜料理5皿程度

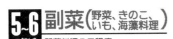

3~5
つ(SV)
主菜（肉、魚、卵、大豆料理）
肉・魚・卵・大豆料理から3皿程度

2
つ(SV)
牛乳・乳製品
牛乳だったら1本程度

2
つ(SV)
果物
みかんだったら2個程度

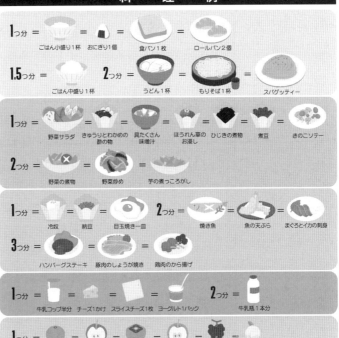

※SVとはサービング（食事の提供量の単位）の略

図 2-2　食事バランスガイド（厚生労働省・農林水産省決定）

あることを強調している.

　基本形のコマのイラストの中には，主食，副菜，主菜，牛乳・乳製品，果物の各料理区分における1日にとる量の目安の数値（つ(SV)）と対応させて，ほぼ同じ数の料理・食品を示している．したがって，日常的に自分がとっている食事の内容とコマの中の料理を比較して見ることにより，何が不足し，何をとり過ぎているかといったことがおおよそわかるようになっている．また，日常的な表現（例：「ごはん（中盛り）だったら4杯程度」）を併記することにより，「つ(SV)」を用いて数える1日量をイメージしやすくしている．しかし，これらの料理は必ずしも1日の食事のとり方の典型例を示したものではなく，どのような料理が各料理区分に含まれるかを表現することに主眼を置いたものである．自分が1日に実際にとっている料理の数を数える場合には，右側の『料理例』を参考に，1つ，2つと指折り数えて確かめることにより，1日にとる目安の数値と比べることができる．この時，主食の数が足りないからといい，その分だけ主菜の数を増やすというような，料理区分をまたぎ，数の帳尻を合わせることのないよう注意が必要である．

3）食事摂取基準 (2020年4月〜2025年3月，厚生労働省健康局)

　日本人の食事摂取基準は，健康な個人および集団を対象として，国民の健康の保持・増進，生活習慣病の予防のために参照するエネルギーおよび栄養素の摂取量の基準を示すものである．

策定方針　日本人の食事摂取基準（2020年版）策定の方向性を図2-3に示した．
① 栄養に関連した身体・代謝機能の低下の回避の観点から，健康の保持・増進，生活習慣病の発症予防および重症化予防に加え，高齢者の低栄養予防やフレイル予防も視野に入れて策定した．
② 関連する各種疾患ガイドラインとも調和を図っていくこととした．
③ 科学的根拠に基づく策定を行うことを基本とし，現時点では根拠は十分ではないが重要な課題については，今後，実践や研究を推進していくことで根拠の集積を図る必要があることから，研究課題の整理も行うこととした．

指　標　⑴　エネルギーの指標
　エネルギーの摂取量および消費量のバランス(エネルギー収支バランス)の維持を示す指標としてBMI（p.84参照）を用い，成人における観察疫学研究において報告された総死亡率が最も低かったBMIの範囲，日本人の

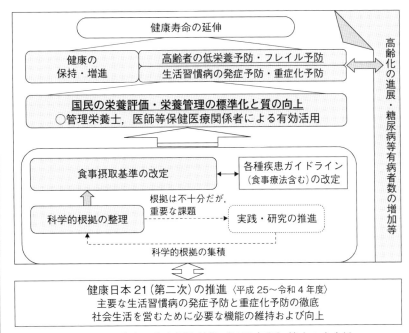

図 2-3　日本人の食事摂取基準（2020 年版）策定の方向性

BMI の実態などを総合的に検証し，目標とする BMI の範囲を提示した．

　BMI を採用することで，カロリー（kcal）ベースではカバーできなかった「個人の体格差に合わせた適切な食事量（エネルギー量）」がよりわかりやすくなる．カロリーを全く使用しなくなったわけではなく，エネルギー量を表す重要な指標であり（p. 80〜81 参照），BMI が 22 となるための食事量が重要視される．

（2）　**栄養素の指標**

　栄養素の指標は，3 つの目的からなる 5 つの指標で構成した（図 2-4）．摂取不足の回避を目的とする 3 種類の指標，過剰摂取による健康障害の回避を目的とする指標および生活習慣病の発症予防を目的とする指標から構

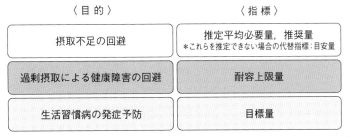

＊　十分な科学的根拠がある栄養素については，上記の指標とは別に，生活習慣病の重
　　症化予防およびフレイル予防を目的とした量を設定．

図 2-4　栄養素の指標の目的と種類

成する．なお，食事摂取基準で扱う生活習慣病は，高血圧，脂質異常症，糖尿病および慢性腎臓病（chronic kidney disease：CKD）を基本とするが，我が国において大きな健康課題であり，栄養素との関連が明らかであるとともに栄養疫学的に十分な科学的根拠が存在する場合には，その他の疾患も適宜含める．また，脳血管疾患および虚血性心疾患は，生活習慣病の重症化に伴って生じると考え，重症化予防の観点から扱うこととする．

摂取不足の回避を目的として，「推定平均必要量」（estimated average requirement：EAR）を設定し，これは半数の者が必要量を満たす量である．推定平均必要量を補助する目的で「推奨量」（recommended dietary allowance：RDA）を設定し，これはほとんどの者が充足している量である．

十分な科学的根拠が得られず，推定平均必要量と推奨量が設定できない場合は，「目安量」（adequate intake：AI）を設定した．一定の栄養状態を維持するのに十分な量であり，目安量以上を摂取している場合は不足のリスクはほとんどない．

過剰摂取による健康障害の回避を目的として，「耐容上限量」（tolerable upper intake level：UL）を設定し，十分な科学的根拠が得られない栄養素については設定しない．

一方，生活習慣病の発症予防を目的として食事摂取基準を設定する必要のある栄養素が存在する．しかしながら，そのための研究の数および質はまだ十分ではないため，これらの栄養素に関して，「生活習慣病の発症予防のために現在の日本人が当面の目標とすべき摂取量」として「目標量」（tentative dietary goal for preventing life-style related diseases：DG）を設定した（図2-5）．

1歳以上について基準を策定した栄養素を表2-1に示した．

年齢区分　表2-2とおりの年齢区分とした．

参照体位　性および年齢区分に応じ，日本人として平均的な体位をもった者を想定し，健全な発育および健康の保持・増進，生活習慣病の予防を考えるうえでの参照値として提示し，以前使用していた基準体位から変更し，2015年度版からは参照体位（参照身長・参照体重）とした．

エネルギー収支バランスの推定とBMI　(1) エネルギー収支バランス

エネルギーについては，エネルギーの摂取量および消費量のバランス（エネルギー収支バランス）の維持を示す指標として提示したBMIを用いることとした．実際には，エネルギー摂取の過不足について体重の変化を測

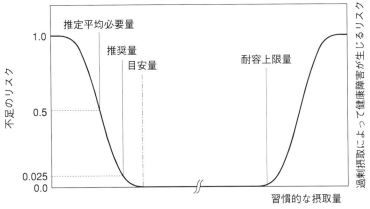

図 2-5　食事摂取基準の各指標を理解するための概念図

　縦軸は，個人の場合は不足または過剰によって健康障害が生じる確率を，集団の場合は不足状態にある者または過剰摂取によって健康障害を生じる者の割合を示す．

　不足の確率が推定平均必要量では 0.5（50 ％）あり，推奨量では 0.02〜0.03（中間値として 0.025）（2〜3 ％または 2.5 ％）あることを示す．耐容上限量以上の量を摂取した場合には過剰摂取による健康障害が生じる潜在的なリスクが存在することを示す．そして，推奨量と耐容上限量との間の摂取量では，不足のリスク，過剰摂取による健康障害が生じるリスクともに 0（ゼロ）に近いことを示す．目安量については，推定平均必要量および推奨量と一定の関係を持たない．しかし，推奨量と目安量を同時に算定することが可能であれば，目安量は推奨量よりも大きい（図では右方）と考えられるため，参考として付記した．目標量は，ここに示す概念や方法とは異なる性質のものであることから，ここには図示できない．

（＊目標量は，「不足」「過剰」というエンドポイントとは異なり，生活習慣病のリスクを下げる「範囲」を示したものであり，図中の「リスク曲線」とは別の判断基準により示される．）

表 2-1　基準を策定した栄養素

策定項目		
たんぱく質		たんぱく質
脂質		脂質，飽和脂肪酸，n-6 系脂肪酸，n-3 系脂肪酸，コレステロール
炭水化物		炭水化物，食物繊維，糖類
主要栄養素バランス		主要栄養素バランス
ビタミン	脂溶性ビタミン	ビタミン A，ビタミン D，ビタミン E，ビタミン K
	水溶性ビタミン	ビタミン B_1，ビタミン B_2，ナイアシン，ビタミン B_6，ビタミン B_{12}，葉酸，パントテン酸，ビオチン，ビタミン C
ミネラル	多量ミネラル	ナトリウム，カリウム，カルシウム，マグネシウム，リン
	微量ミネラル	鉄，亜鉛，銅，マンガン，ヨウ素，セレン，クロム，モリブデン

表 2-2　年齢区分

ライフステージ	年齢等
乳児（0〜11 か月）	0〜5 か月*，6〜11 か月*
小児（1〜17 歳）	1〜2 歳，3〜5 歳，6〜7 歳，8〜9 歳，10〜11 歳，12〜14 歳，15〜17 歳
成人（18〜64 歳）	18〜29 歳，30〜49 歳，50〜64 歳
高齢者（65 歳以上）	65〜74 歳，75 歳以上
その他	妊婦，授乳婦

＊ エネルギーおよびたんぱく質については，「0〜5 か月」，「6〜8 か月」，「9〜11 か月」の 3 区分.

定することで評価する．または，測定された BMI が，目標とする BMI の範囲を下回っていれば「不足」，上回っていれば「過剰」のおそれがないか，他の要因も含め，総合的に判断する．生活習慣病の発症予防の観点からは，体重管理の基本的な考え方や，各年齢階級の望ましい BMI（体重）の範囲を踏まえて個人の特性を重視し，対応することが望まれる．また，重症化予防の観点からは，体重の減少率と健康状態の改善状況を評価しつつ，調整していくことが望まれる．

⑵　基礎代謝量

基礎代謝量（kcal/日）とは，覚醒状態で必要な最小限のエネルギーである．

基礎代謝量（kcal/日）＝基礎代謝基準値（kcal/kg/日）×体重

体重 1 kg 当たりの基礎代謝量の代表値が求められ，これを基礎代謝基準値と呼ぶ（p. 90 表 3-1 参照）．

⑶　身体活動レベル

「身体活動レベル＝エネルギー消費量÷基礎代謝量」として求められる．身体活動量の目安であり，身体活動レベルの強度により「低い（Ⅰ）」，「ふつう（Ⅱ）」，「高い（Ⅲ）」　の 3 分類である（p. 123 表 3 参照）.

推定エネルギー　　成人（18 歳以上）では，以下の式で算出される．
必要量

推定エネルギー必要量（kcal/日）＝基礎代謝量（kcal/日）×身体活動レベル

成長期である小児（1〜17 歳）では，以下の式で算出される．

推定エネルギー必要量（kcal/日）＝基礎代謝量（kcal/日）×身体活動レベル＋エネルギー蓄積量（kcal/日）（表 2-3）

【参考】BMI の数値が 22 であるときを，「適正体重」や「標準体重」と呼び，統計的に最も病気にかかりにくい体重とされている．生活習慣病等を

表 2-3　成長に伴う組織増加分のエネルギー（エネルギー蓄積量）

性　別	男　児				女　児			
	A．参照体重	B．体重増加量	組織増加分		A．参照体重	B．体重増加量	組織増加分	
年齢等			C．エネルギー密度	D．エネルギー蓄積量			C．エネルギー密度	D．エネルギー蓄積量
	(kg)	(kg/年)	(kcal/g)	(kcal/日)	(kg)	(kg/年)	(kcal/g)	(kcal/日)
0〜 5（月）	6.3	9.4	4.4	115	5.9	8.4	5.0	115
6〜 8（月）	8.4	4.2	1.5	15	7.8	3.7	1.8	20
9〜11（月）	9.1	2.5	2.7	20	8.4	2.4	2.3	15
1〜 2（歳）	11.5	2.1	3.5	20	11.0	2.2	2.4	15
3〜 5（歳）	16.5	2.1	1.5	10	16.1	2.2	2.0	10
6〜 7（歳）	22.2	2.6	2.1	15	21.9	2.5	2.8	20
8〜 9（歳）	28.0	3.4	2.5	25	27.4	3.6	3.2	30
10〜11（歳）	35.6	4.6	3.0	40	36.3	4.5	2.6	30
12〜14（歳）	49.0	4.5	1.5	20	47.5	3.0	3.0	25
15〜17（歳）	59.7	2.0	1.9	10	51.9	0.6	4.7	10

防ぐためにも重要である．適正体重や標準体重から求められるエネルギー量を「適正エネルギー」と呼び，以下の式で算出される．

①　標準体重(kg)＝身長(m)×身長(m)×22（BMI；上記説明参照）

②　適正エネルギー＝基礎代謝基準値(kcal/kg体重/日) × 標準体重(kg；上記①の式より算出)×身体活動レベル

**活用に関する
基本的事項**

　健康な個人または集団を対象として，健康の保持・増進，生活習慣病の発症予防のための食事改善に，食事摂取基準を活用する場合は，PDCAサイクルに基づく活用を基本とした（図2-6）．まず，食事摂取状況のアセスメントにより，エネルギー・栄養素の摂取量が適切かどうかを評価する．食事評価に基づき，食事改善計画の立案，食事改善を実施し，それらの検証を行う．検証を行う際には，食事評価を行う．検証結果を踏まえ，計画や実施の内容を改善する．

　個人の食事改善を目的とした活用法を**表2-4**に，集団の食事改善を目的とした活用法を**表2-5**に示した．

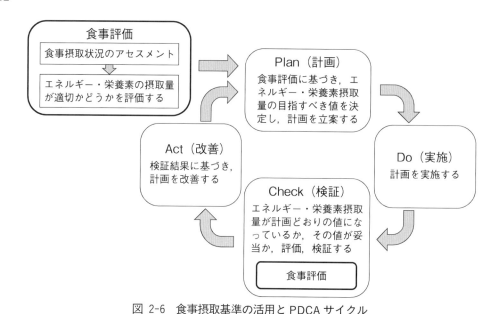

図 2-6　食事摂取基準の活用と PDCA サイクル

表 2-4　個人の食事改善を目的として食事摂取基準を活用する場合の基本的事項

目　的	用いる指標	食事摂取状況のアセスメント	食事改善の計画と実施
エネルギー摂取の過不足の評価	体重変化量 BMI	・体重変化量を測定 ・測定された BMI が，目標とする BMI の範囲を下回っていれば「不足」，上回っていれば「過剰」のおそれがないか，他の要因も含め，総合的に判断	・BMI が目標とする範囲内に留まること，またはその方向に体重が改善することを目的として立案 （留意点）おおむね 4 週間ごとに体重を計測記録し，16 週間以上フォローを行う
栄養素の摂取不足の評価	推定平均必要量 推奨量 目安量	・測定された摂取量と推定平均必要量および推奨量から不足の可能性とその確率を推定 ・目安量を用いる場合は，測定された摂取量と目安量を比較し，不足していないことを確認	・推奨量よりも摂取量が少ない場合は，推奨量を目指す計画を立案 ・摂取量が目安量付近かそれ以上であれば，その量を維持する計画を立案 （留意点）測定された摂取量が目安量を下回っている場合は，不足の有無やその程度を判断できない
栄養素の過剰摂取の評価	耐容上限量	・測定された摂取量と耐容上限量から過剰摂取の可能性の有無を推定	・耐容上限量を超えて摂取している場合は耐容上限量未満になるための計画を立案 （留意点）耐容上限量を超えた摂取は避けるべきであり，それを超えて摂取していることが明らかになった場合は，問題を解決するために速やかに計画を修正，実施
生活習慣病の発症予防を目的とした評価	目標量	・測定された摂取量と目標量を比較．ただし，発症予防を目的としている生活習慣病が関連する他の栄養関連因子および非栄養性の関連因子の存在とその程度も測定し，これらを総合的に考慮したうえで評価	・摂取量が目標量の範囲に入ることを目的とした計画を立案 （留意点）発症予防を目的としている生活習慣病が関連する他の栄養関連因子および非栄養性の関連因子の存在と程度を明らかにし，これらを総合的に考慮したうえで，対象とする栄養素の摂取量の改善の程度を判断．また，生活習慣病の特徴から考えて，長い年月にわたって実施可能な改善計画の立案と実施が望ましい

表 2-5　集団の食事改善を目的として食事摂取基準を活用する場合の基本的事項

目　的	用いる指標	食事摂取状況のアセスメント	食事改善の計画と実施
エネルギー摂取の過不足の評価	体重変化量 BMI	・体重変化量を測定 ・測定された BMI の分布から，BMI が目標とする BMI の範囲を下回っている，あるいは上回っている者の割合を算出	・BMI が目標とする範囲内に留まっている者の割合を増やすことを目的として計画を立案 （留意点）一定期間をおいて 2 回以上の評価を行い，その結果に基づいて計画を変更し，実施
栄養素の摂取不足の評価	推定平均必要量 目安量	・測定された摂取量の分布と推定平均必要量から，推定平均必要量を下回る者の割合を算出 ・目安量を用いる場合は，摂取量の中央値と目安量を比較し，不足していないことを確認	・推定平均必要量では，推定平均必要量を下回って摂取している者の集団内における割合をできるだけ少なくするための計画を立案 ・目安量では，摂取量の中央値が目安量付近かそれ以上であれば，その量を維持するための計画を立案 （留意点）摂取量の中央値が目安量を下回っている場合，不足状態にあるかどうかは判断できない
栄養素の過剰摂取の評価	耐容上限量	・測定された摂取量の分布と耐容上限量から，過剰摂取の可能性を有する者の割合を算出	・集団全員の摂取量が耐容上限量未満になるための計画を立案 （留意点）耐容上限量を超えた摂取は避けるべきであり，超えて摂取している者がいることが明らかになった場合は，問題を解決するために速やかに計画を修正，実施
生活習慣病の発症予防を目的とした評価	目標量	・測定された摂取量の分布と目標量から，目標量の範囲を逸脱する者の割合を算出する．ただし，発症予防を目的としている生活習慣病が関連する他の栄養関連因子および非栄養性の関連因子の存在と程度も測定し，これらを総合的に考慮したうえで評価	・摂取量が目標量の範囲に入る者または近づく者の割合を増やすことを目的とした計画を立案 （留意点）発症予防を目的としている生活習慣病が関連する他の栄養関連因子および非栄養性の関連因子の存在とその程度を明らかにし，これらを総合的に考慮したうえで，対象とする栄養素の摂取量の改善の程度を判断．また，生活習慣病の特徴から考え，長い年月にわたって実施可能な改善計画の立案と実施が望ましい

2　栄養状態の評価法

1）身体状況調査（栄養状態の判定）

　体格や体力を測定し，栄養状態を判定する．また，いくつかの栄養指数を計算し，栄養状態の判定に用いる．一部の指数は，体型の判定にも使用される．最近では，生活習慣病の増加に密接に関与する肥満の者が増加しており，問題となっている．一方で，若年者の女性においては，ダイエットブームの影響から「やせ」傾向が認められる．

| 体格・体力の測定と評価 | 身長，体重，胸囲，座高，握力，皮下脂肪厚等を測定し，評価する． |

実習 2·1 皮下脂肪厚測定

右上腕伸展側中間部（上腕三頭筋）と背筋右肩肩甲骨下端部で計測する．両方の合計が，男：40 mm，女：50 mm 以上を肥満とする（図 2-7）．

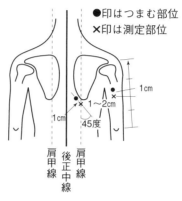

図 2-7 皮下脂肪厚計測部位

栄養状態の評価

Kaup 指数

(1) Kaup 指数は，乳幼児の栄養状態の判定に用いられる．

Kaup 指数＝体重（g）÷（身長［cm］)^2×10

判定：13〜15 はやせ，22 以上は肥満

Rohrer 指数

(2) Rohrer 指数は，学童期後半の発育指数として用いられる．

Rohrer 指数＝体重（g）÷（身長［cm］)^3×10^4

判定：99〜117 はやせ，160 以上は肥満

Broca 指数

(3) Broca 指数は，成人の肥満の判定に用いられる．身長の影響が大きく出るので，最近では使用しない．

Broca 指数（桂の変法）＝体重（kg）÷｛（身長［cm］－100）×0.9｝×10^2

判定：90 以下はやせ，90〜110 は正常，110〜120 はやや肥満，120 以上は肥満

標準体重

統計上，BMI（body mass index）法において，BMI＝22 となるとき，健康障害の確率が最も低くなるとされている．このときの体重を理想体重と考える．この考え方から，標準体重は，成人では BMI が 22 となる体重（22 に身長(m)の二乗をかけて得られる値）とする．

$$標準体重 = 22 \times [身長(m)]^2$$

肥満の判定 （体型の評価） BMI	肥満の定義：脂肪組織の過剰蓄積 肥満の指数：BMI（Body Mass Index）を算定し判定する． BMI＝体重（kg）÷（身長 [m]）^{2} 判定：表2-6で判定する．標準値は22．

表 2-6

BMI	判　定
18.5 未満	低体重
18.5 以上 25 未満	普通体重
25 以上　30 未満	肥満（1度）
30 以上　35 未満	肥満（2度）
35 以上　40 未満*	肥満（3度）
40 以上*	肥満（4度）

＊ BMI 35 以上を「高度肥満」とする

実習 2・2　栄養指数による評価判定

Broca 指数と BMI を算定し，栄養状態と体型を判定する．

2）食生活調査（栄養摂取状態の評価）

　食事摂取基準や国民健康・栄養調査などの資料は，全国民レベルの栄養状態について検討するものである．

　個人の栄養状態を知るためには，個人を対象にした直接調査を実施する．直接調査において種々のレベルの方法が用いられる．

食習慣調査 （質問紙法）	ある特定の食品や栄養素に焦点をしぼり，その摂取頻度をあらかじめ準備した質問（紙）によって簡単に回答させ，食習慣の調査を行うことがある（図2-8）．
食事時刻の調査 （生活時間記録）	1週間の食事時刻を，朝食，昼食，夕食，夜食，間食について，図2-9に示すような食事時間記入用紙（生活時間記録表）に記入させる．7日間のそれぞれの食事時刻を折れ線で結ぶことによって，食生活の規則性をパターンで知ることができる．欠食がある場合，ある程度の原因を探ることができる．

問1　あなたはふだん朝食を食べますか.
　　　あてはまる番号を1つ選んで○印をつけて下さい.
　　　1　ほとんど毎日食べる
　　　2　週2〜3日食べない
　　　3　週4〜5日食べない
　　　4　ほとんど食べない

問2　あなたはふだんの食事で1日あたり「あと1皿程度，野菜を増やすこと」につ
　　　いてどう考えますか.　あてはまる番号をすべて選んで○印をつけて下さい.
　　　1　生野菜サラダを1皿程度なら増やせると思う
　　　2　お浸しや煮物を1皿程度なら増やせると思う
　　　3　野菜が好きではないから増やせないと思う
　　　4　値段が高いから増やせないと思う
　　　5　自分で食事の準備をしないから増やせないと思う
　　　6　外食が多いから増やせないと思う
　　　7　現在，野菜を十分に食べているから増やせないと思う
　　　8　あてはまるものがない

図 2-8　食生活に関する質問の1例（平成22年　国民栄養調査より）

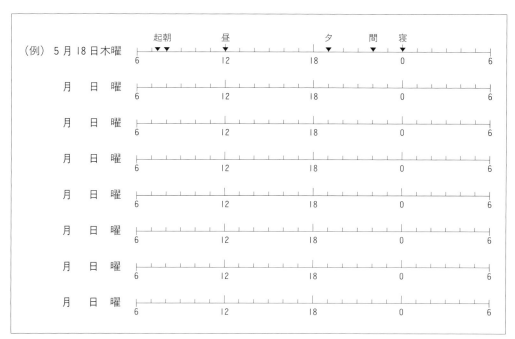

図 2-9　生活時間記録表

【参考】歯科保健の立場からは，これに歯みがきの記録を加えるとよい．

食事記録調査

　　食事記録調査とは，家族や個人の食物摂取および栄養素摂取量を知るために，その日の食事について，献立(料理)，食品および摂取量を詳細に記録し，食品成分表を用いて栄養素摂取量を推計する調査である．

　　個人の食生活を正確に知ることができるが，現場における調査には多大な労力が必要である．最近では，栄養素計算を支援するコンピュータソフトを利用するのが一般的である．

食事調査記入票

　　食事調査の項目としては，食事や間食の摂取時間，食事名，食事をつくった人，食べた場所，料理名，食品材料名，食事量などがあげられる．国民栄養調査においては，特定の1日（日曜日および祝日は除く）の食事の料理名，食品の名称およびその数量について記入することになっている．表2-7には巻末に掲載した食事調査票の記入例を示す．

食品成分表

　　わが国の食品成分表は，最新版が「日本食品標準成分表 (2015)」として文部科学省科学技術・学術審議会資源調査分科会より公表されているが，一般の利用においては，各出版社から出ているいわゆる『食品成分表』を

食事記録票

　年　　月　　日（　曜日）

食べた時間	食事名	つくった人	食べた場所	料理名	材料名	あなたの食べた量		備考
						おおよその量	質量（g）	
8：00	朝食	本人	自宅	ご飯	精白米	茶碗1杯	110	
				みそ汁	味噌		60	
					豆腐		50	
					ワカメ	お椀1杯	5	
					煮干		50	
				目玉焼き	鶏卵	2個	100	
					植物油	大さじ2	30	
10：30	間食	不明	仕事場	コーヒー	缶コーヒー	1個	200	
				クッキー	クッキー	3枚	120	
12：30	昼食	料理店主	料理店	ラーメン	麺		150	
					叉焼		50	
					メンマ	1人前	30	
					ねぎ		20	

表 2-7　食物摂取状況（食事記録票の記入例）

用いたほうが便利である．

　また，わが国の食品は多種多様化傾向が進み，なかでも加工食品の占める割合が増加の一途をたどっている．また，外食の機会も年々増加している．したがって，『食品成分表』を用いた栄養素分析に困難を伴うことが多くなってきた．このような場合，加工食品や外食メニューごとに食品成分をまとめたものもあるので，これを利用することもできる．

　【参考】加工食品の成分表示：厚生省（現厚生労働省）により，平成8年5月からすべての加工包装食品に，主要栄養成分を表示することが義務づけられた．

栄養価計算

　以前は手作業で行っていた栄養価計算も現在ではパーソナルコンピュータを利用できる．栄養分析支援コンピュータソフトやインターネット上での栄養価計算ができるサイトがあり，食品成分表の数値を内蔵している．便利に利用できるが，資料を一覧できるという利点からも，『食品成分表』は手元に置いて，つねに参照すべきである．

実習 2・3　食事記録調査

① 1週間にわたる食事の記録のなかから，連続した3日間を選び，食品成分表を用いて各自の栄養素摂取量を推計する．

② 連続した3日間は，休日，冠婚葬祭など特別の日を避け，ふだんの食生活を反映できるように配慮すること．

③ できるだけ秤を用いることが望ましい．

④ 主材料以外に，副材料や調味料の記入を忘れないようにすること．

⑤ 間食についても，漏れのないように記入すること．

⑥ 市販加工食品や外食食品については，材料の推定に困難を伴うことが予測されるが，できるだけ主材料ごとに記入すること．

3

人間の活動と疲労

　人間は，肉体的・精神的諸活動により疲労して，生理的・精神的機能の低下をきたすが，適度な休息により回復するというバランスのなかで生活している．

● 1 ● 人間の活動に要するエネルギー

基礎代謝量 (BMR：Basal Metabolic Rate)	生きていくために必要な最低限度のエネルギー量． 適温，空腹，安静時（横たわる）の呼気（O_2消費量, CO_2発生量）を分析して求めるが，体表面積や体重から求める簡易法もある．
動作強度（*Af*： Activity factor)	ある活動の強度が基礎代謝の何倍に相当するかを示す数値（無名数）であり，エネルギー所要量の算出の際に用いられている．

人間の活動に要するエネルギー量の算定

　簡易法によって各自の基礎代謝量を求め，ある1日の活動に要した全エネルギー量を算定してみる．
　◎項　　目
　　1．1日の基礎代謝量の算定
　　2．1日の消費エネルギー量の算定
　◎レポート：目的，方法，結果，考察

実習 3・1 1日の基礎代謝量の算定

体重より求める
方法

① 各自の体重（kg）を測定する.

② 各自，表 3-1 の該当する年齢と性より基礎代謝基準値（kcal/kg/日）を求め，次式より1日の基礎代謝量（kcal）を求める.

基礎代謝量＝基礎代謝基準値×体重

表 3-1　参照体重における基礎代謝量*

性　別	男　性			女　性		
年齢 （歳）	基礎代謝基準値 （kcal/kg 体重/日）	参照体重 （kg）	基礎代謝量 （kcal/日）	基礎代謝基準値 （kcal/kg 体重/日）	参照体重 （kg）	基礎代謝量 （kcal/日）
1～2	61.0	11.5	700	59.7	11.0	660
3～5	54.8	16.5	900	52.2	16.1	840
6～7	44.3	22.2	980	41.9	21.9	920
8～9	40.8	28.0	1,140	38.3	27.4	1,050
10～11	37.4	35.6	1,330	34.8	36.3	1,260
12～14	31.0	49.0	1,520	29.6	47.5	1,410
15～17	27.0	59.7	1,610	25.3	51.9	1,310
18～29	23.7	64.5	1,530	22.1	50.3	1,110
30～49	22.5	68.1	1,530	21.9	53.0	1,160
50～64	21.8	68.0	1,480	20.7	53.8	1,110
65～74	21.6	65.0	1,400	20.7	52.1	1,080
75 以上	21.5	59.6	1,280	20.7	48.8	1,010

＊ 日本人の食事摂取基準（2020 年版）による

実習 3・2　　1日の各自のエネルギー必要量の算定

方法
①　各自，ある1日の活動内容とそれに要した時間を記録にとる．
②　表3-2 を参考に各活動の動作強度を求める．
③　表3-3 を参考に各自の表を完成し，下式に実習 3・1 で求めた各自の基礎代謝量を代入し，1日の各自のエネルギー必要量 (kcal) を求める．

各自のエネルギー必要量 (kcal) ＝1日の基礎代謝量 (kcal)×生活活動強度指数
$$\text{生活活動強度指数}＝\Sigma\,\{\text{各}\,Af\times\text{各活動の動作時間（分）}/1{,}440\,\text{分}\}$$

原理
　1日の消費エネルギー量は，個人の基礎代謝量と活動強度に依存しており，それに見合ったエネルギー量を摂取することが理想である．
　消費エネルギー量と摂取エネルギー量のバランスがくずれると，やせや肥満になる．各自の BMI が適正な範囲（18.5 以上 25.0 未満）にあれば国の示した推定エネルギー必要量を目安に摂取すればよい．

Discussion ··

①　エネルギー量の判定に，消費と摂取エネルギーの均衡（収支バランス）だけでなく，BMIの評価も行うことの利点を考えよ．
②　基礎代謝基準値の男女差と年齢差について考えよ．
③　基礎代謝量の季節変動について考えよ．
④　ジョギング（160 m/分のペース）を1時間続けた場合のエネルギー必要量を計算せよ．
⑤　各自，付表6（p. 123）の自分に該当する推定エネルギー必要量と計算した各自のエネルギー必要量とを比較せよ．

表 3-2　日常生活の動作強度の目安

生活動作	動作強度の範囲	日常生活活動の種類	動作強度（Af）
安　静	1.0	睡眠，横になる，ゆったり座る（本などを読む，書く，テレビなどを見る）	1.0
立　つ	1.1～2.0未満	雑話（立位）	1.3
		料理，食事	1.4
		身の回り（身支度，洗面，便所）	1.5
		縫製（縫い，ミシンかけ）	1.5
		趣味，娯楽(生花，茶の湯，麻雀，楽器演奏など)	1.5
		車の運転	1.5
		机上事務(記帳，算盤，ワープロ，OA機器などの使用)	1.6
歩　く	2.0～3.0未満	電車やバス等の乗物の中で立つ	2.0
		買物や散歩等でゆっくり歩く	2.2
		洗濯（電気洗濯機）	2.2
		掃除（電気掃除機）	2.7
速　歩	3.0～6.0未満	家庭菜園，草むしり	3.0
		バレーボール（9人制）	3.0
		ボーリング	3.0
		ソフトボール（平均）	3.5
		投手	4.0
		野手	3.5
		野球（平均）	3.5
		投手	5.0
		野手	3.5
		自転車（普通の速さ）	3.6
		階段をおりる	4.0
		掃除，雑巾かけ	4.5
		急ぎ足（通勤，買物）	4.5
		布団あげおろし	4.5
		おろし・とり込む	5.9
		階段昇降	5.8
		キャッチボール	4.0
		ゴルフ（平地）	4.0
		ダンス（軽い）	4.0
		サイクリング（時速10km）	4.4
		ラジオ・テレビ体操	4.5
		日本舞踊の踊り（秋田音頭など）	4.5
		エアロビクス	5.0
		ハイキング（平地）	4.0
		（山地）	5.5

次頁につづく

表 3-2　つづき

生活動作	動作強度の範囲	日常生活活動の種類	動作強度（Af）
筋運動	6.0 以上	ダンス（活発な）	6.0
		卓球	6.0
		ゴルフ（丘陵）	6.0
		ボート，カヌー	6.0
		階段をのぼる	7.5
		テニス	7.0
		雪上スキー（滑降）	7.0
		雪上クロスカントリー	10.0
		水上スキー	7.0
		バレーボール	7.0
		バドミントン	7.0
		ジョギング（120 m/分）	7.0
		登山（平均）	7.0
		のぼり	9.0
		くだり	6.0
		サッカー，ラグビー，バスケットボールなど	8.0
		スケート（アイス，ローラースケート）	8.0
		水泳（遠泳）	9.0
		（軽い横泳ぎ）⎤	9.0
		（流す平泳ぎ）⎬ 50 m	11.0
		（クロール）　⎦	21.0
		縄跳び（60〜70 回/分）	9.0
		ジョギング（160 m/分）	9.5
		筋力トレーニング（平均）	10.6
		腹筋運動	8.6
		ダンベル運動	12.5
		バーベル運動	9.7
		日本民謡踊り（阿波踊りなど）	13.0
		ランニング（200 m/分）	13.0

注）動作強度はそれぞれ平均的な動作における値である．　　　　　　（第六次改定日本人の栄養所要量による）

表 3-3　1日の生活活動強度指数の算定例

活動内容	動作時間（分）	Af	Af×動作時間（分）/1,440 分
睡　　眠	420	1.0	0.29
車の運転	120	1.5	0.12
サッカー	120	8.0	0.67
食　　事	80	1.4	0.08
身 仕 度	40	1.5	0.04
講　　義	360	1.6	0.40
⋮	⋮	⋮	⋮
合　　計	1,440	—	1.82

● 2 ●　人間の疲労

疲労とは　　諸活動により生理的・精神的機能低下をきたした状態．
　　　　　　現在のところ生体に現れる変化の抽象的概念としてとらえられているだけで，その実体は不明．したがって，決定的な評価法はない．

疲労の種類　① 急性疲労と慢性疲労（一過性疲労と蓄積疲労）（図 3-1）．
（分類）　　② 身体疲労と精神疲労．

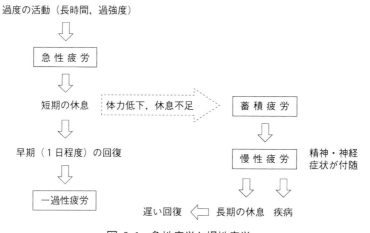

図 3-1　急性疲労と慢性疲労

③ 局所疲労と全身疲労．

④ 動的疲労と静的疲労．

　　身体をよく動かす動的作業……………動的疲労

　　身体をあまり動かさない静的作業……静的疲労

疲労の評価

⑴　**自覚症状による評価**

　疲労の訴え方には個人差があるが，活動（作業）前後の自覚症状の変化を調べることにより，ある程度の疲労判定が可能となる．

　広く利用されているものに，日本産業衛生学会(産業疲労研究会)が2002年に作成した自覚症しらべ（**表3-4**）がある．

⑵　**心理機能検査による評価**

① 連続色名呼称法．

② 一位加算法．

③ 労研式アメフリ抹消検査．

④ 点数え法など．

⑶　**生理機能検査による評価**

① フリッカー値検査．

② 触二点弁別閾値法．

③ 筋力．

④ 呼吸循環機能など．

⑷　**生化学的検査による評価**

① 尿中のたんぱく・糖・ウロビリノーゲン・クレアチニン：ドナジオ反応など．

② 血液中の好酸球，血液比重，血色素量，A/G比，血糖値など．

③ 唾液のpH，肝機能，腎機能など．

⑸　**自律神経機能検査による評価**

① アドレナリンテスト．

② アトロピンテスト．

③ メコリールテスト．

④ Czermak試験など．

人間の疲労に対する評価

ある作業負荷（動的・静的）を与える前後に，次の疲労評価を行ってみる．

　◎項　　目

　　1．自覚症しらべ

　　2．フリッカー値検査

　　3．触二点弁別閾値法

　◎レポート：目的，作業負荷内容，方法，結果，考察

実習 3•3　　自覚症しらべ

方法　　表 3-4 の自覚症しらべに記入する．

評価　　① 自覚症しらべの各設問項目を観察し，あてはまる番号に○をする．

　　② 以下の 5 つの群別（自覚症しらべの各項目番号付与）に合計スコア（またはそれを 5 で除した平均値）を求め，群別に疲労状況を評価する．

　　③ 表 3-5 に結果を記入する．

【参考】

Ⅰ群　ねむけ感：ねむい 13，横になりたい 21，あくびがでる 10，やる気がとぼしい 14，全身がだるい 17

Ⅱ群　不安定感：不安な感じがする 15，ゆううつな気分だ 18，おちつかない気分だ 5，いらいらする 2，考えがまとまりにくい 20

Ⅲ群　不　快　感：頭がいたい 6，頭がおもい 1，気分がわるい 4，頭がぼんやりする 9，めまいがする 12

Ⅳ群　だるさ感：腕がだるい 19，腰がいたい 23，手や指がいたい 11，足がだるい 25，肩がこる 8

Ⅴ群　ぼやけ感：目がしょぼつく 24，目がつかれる 22，目がいたい 7，目がかわく 3，ものがぼやける 16

表 3-4-1　自覚症しらべ（作業負荷前）

自 覚 症 し ら べ　　　No.

氏　　名 ＿＿＿＿＿＿＿＿＿＿＿＿＿＿＿＿　（ 男 ・ 女 ＿＿＿＿＿ 歳）

記入日・時刻 ＿＿＿ 月 ＿＿＿ 日　　午前・午後 ＿＿＿＿ 時 ＿＿＿ 分記入

いまのあなたの状態についてお聞きします．つぎのようなことについて，どの程度あてはまりますか．すべての項目について，１「まったくあてはまらない」〜５「非常によくあてはまる」までの５段階のうち，あてはまる番号１つに○をつけてください．

		まったくあてはまらない	わずかにあてはまる	すこしあてはまる	かなりあてはまる	非常によくあてはまる
1	頭がおもい	1	2	3	4	5
2	いらいらする	1	2	3	4	5
3	目がかわく	1	2	3	4	5
4	気分がわるい	1	2	3	4	5
5	おちつかない気分だ	1	2	3	4	5
6	頭がいたい	1	2	3	4	5
7	目がいたい	1	2	3	4	5
8	肩がこる	1	2	3	4	5
9	頭がぼんやりする	1	2	3	4	5
10	あくびがでる	1	2	3	4	5
11	手や指がいたい	1	2	3	4	5
12	めまいがする	1	2	3	4	5
13	ねむい	1	2	3	4	5
14	やる気がとぼしい	1	2	3	4	5
15	不安な感じがする	1	2	3	4	5
16	ものがぼやける	1	2	3	4	5
17	全身がだるい	1	2	3	4	5
18	ゆううつな気分だ	1	2	3	4	5
19	腕がだるい	1	2	3	4	5
20	考えがまとまりにくい	1	2	3	4	5
21	横になりたい	1	2	3	4	5
22	目がつかれる	1	2	3	4	5
23	腰がいたい	1	2	3	4	5
24	目がしょぼつく	1	2	3	4	5
25	足がだるい	1	2	3	4	5

（日本産業衛生学会産業疲労研究会，2002）

表 3-4-2　自覚症しらべ（作業負荷後）

自 覚 症 し ら べ　　　No.

氏　　名 _____　（男 ・ 女 _____歳）

記入日・時刻 _____月 _____日　午前・午後 _____時 _____分記入

いまのあなたの状態についてお聞きします．つぎのようなことについて，どの程度あてはまります
か．すべての項目について，１「まったくあてはまらない」～５「非常によくあてはまる」までの
５段階のうち，あてはまる番号１つに○をつけてください．

		まったくあてはまらない	わずかにあてはまる	すこしあてはまる	かなりあてはまる	非常によくあてはまる
1	頭がおもい	1	2	3	4	5
2	いらいらする	1	2	3	4	5
3	目がかわく	1	2	3	4	5
4	気分がわるい	1	2	3	4	5
5	おちつかない気分だ	1	2	3	4	5
6	頭がいたい	1	2	3	4	5
7	目がいたい	1	2	3	4	5
8	肩がこる	1	2	3	4	5
9	頭がぼんやりする	1	2	3	4	5
10	あくびがでる	1	2	3	4	5
11	手や指がいたい	1	2	3	4	5
12	めまいがする	1	2	3	4	5
13	ねむい	1	2	3	4	5
14	やる気がとぼしい	1	2	3	4	5
15	不安な感じがする	1	2	3	4	5
16	ものがぼやける	1	2	3	4	5
17	全身がだるい	1	2	3	4	5
18	ゆううつな気分だ	1	2	3	4	5
19	腕がだるい	1	2	3	4	5
20	考えがまとまりにくい	1	2	3	4	5
21	横になりたい	1	2	3	4	5
22	目がつかれる	1	2	3	4	5
23	腰がいたい	1	2	3	4	5
24	目がしょぼつく	1	2	3	4	5
25	足がだるい	1	2	3	4	5

（日本産業衛生学会産業疲労研究会，2002）

表 3-5　自覚症しらべの結果

項　　目	作業負荷前	作業負荷後
項目別スコア		
1		
2		
3		
4		
5		
6		
7		
8		
9		
10		
11		
12		
13		
14		
15		
16		
17		
18		
19		
20		
21		
22		
23		
24		
25		
群別合計スコア	平均	平均
I 群	（　　　　　）	（　　　　　）
II 群	（　　　　　）	（　　　　　）
III 群	（　　　　　）	（　　　　　）
IV 群	（　　　　　）	（　　　　　）
V 群	（　　　　　）	（　　　　　）

実習 3・4　フリッカー値検査

原理

　ついたり消えたりを繰り返す断続光の断続スピードが増加すると,「ちらつき」が識別できなくなり,一様な明るさの連続光にみえるようになる. 大脳皮質の活動水準が高いとかなりの速さの断続光でも識別できるが, 身体および精神疲労によって活動水準が低下すると識別能力も低下する.

方法
フリッカー値測定器

① フリッカー値測定器（図3-2）のパワースイッチをONにする.
② ツマミをCの位置にして指示されたmAに合わせる.
③ ツマミをPに切り替え, 指示されたmAに合わせる.
④ 被検者は接眼筒より小孔をのぞく.
⑤ スタートスイッチを押し続けるとセレクターが回転し,徐々に回転スピード（周波数）が上昇する. それとともに,「ちらつき」も増して連続光のようにみえ始める.
⑥ 連続光にみえたらスタートスイッチを離す.
⑦ 徐々に回転スピードが低下してくるが,被検者は連続光から断続光へと移行した, つまり「ちらつき」を識別できるようになったと判断できた時点で接眼筒に付属しているボタンを押す.
⑧ そのときの数値（周波数：Hz）を読みとり, フリッカー値とする.
【注意】測定器に慣れるために3回程度練習してから測定を開始する. 測定は3〜5回繰り返してその平均をとる.

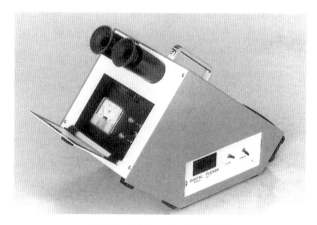

図 3-2　フリッカー値測定器

実習 3・5　触二点弁別閾値法

原理　　疲労によって皮膚刺激を弁別する大脳機能が低下する．そこで，同時に同圧の刺激を皮膚面の2点に加えた場合に，2点であると弁別できる最短距離がどのように変化するかによって疲労度を判定する．

方法
触覚計
① 被検者の右頬上部をEbbinghaus触覚計（図3-3）にて刺激する．
　　触覚計を適度に開き，両尖端を同時・同圧で0.3～0.5秒間皮膚に接触させて同時に離す．このときに1点に感じるか2点に感じるか，または不明であるかを答えさせる．
② 明らかに2点と弁別できた距離から徐々に間隔をつめて，1点か不明と答えた距離を求める（下降）．
③ 明らかに1点と答えた距離から徐々に間隔を開いて，明らかに2点と弁別した距離を求める（上昇）．
④ 下降と上昇を2回ずつ，計4回行って平均値を求め，それを触二点弁別閾値とする．

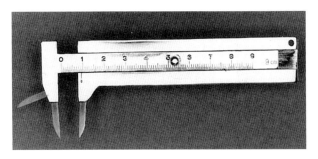

図 3-3　Ebbinghaus 触覚計

Discussion

A．自覚症しらべに関して
① 作業負荷前後で訴え率にどのような変化がみられたか．
② 各負荷の消費エネルギー量によって訴え率の変化に差がみられたか．
③ 動的作業と静的作業によって群別の訴え率の変化に差がみられたか．
④ 訴え率の高い項目はどれか．

B．フリッカー値に関して
① 作業負荷前後でフリッカー値にどのような変化がみられたか，被検者全員の平均値から考えよ．

② 動的作業と静的作業でフリッカー値の変化に差がみられたか．

③ フリッカー値が亢進する場合のメカニズムはどのようになっているか．

　　C．触二点弁別閾値に関して

① 　作業負荷前後で触二点弁別閾値にどのような変化がみられたか．被検者全員の平均値から
　　考えよ．

② 動的作業と静的作業で触二点弁別閾値の変化に差がみられたか．

③ 刺激を与える場所によって2点であると弁別できる距離に差がみられるか．

3　疲労の回復

一連続作業時間	ある作業を休息なしに続けた場合の，急性疲労を起こすまでの時間．
疲労余裕時間	一連続作業により引き起こされた急性疲労を回復するのに必要な時間．
慢性疲労の防止	ある作業を行う場合は，一連続作業時間と疲労余裕時間を1つの周期として，この周期（作業と休息）を繰り返すようにする．疲労余裕時間が十分でないと，慢性疲労へと移行する．

4

学生実習報告の書き方

・1・　学生実習の報告書をまとめるにあたっての注意点

　学生実習の報告書（レポート）は，学術論文に類似した形でまとめる．すなわち，題目，目的，材料と方法，結果，ならびに考察の順にまとめて提出する．必要なら最後に引用文献も示す．

　学生実習のレポートにおける文章は理科系の文章であり，文科系のそれではない．もちろん，目的と考察においては，なるべく起承転結を考えた文章の組み立てを行うことは，理科系の文章と文科系のそれも同じである．しかし，「いい理科系の文章」は「人の心を打つ文章」ではない．このことが文科系の文章と根本的に違う．なぜなら理科系の「文章」は，「情報」，「事実」，ならびに「意見」の伝達を使命とする文章であるからである．

　すなわち，学生実習のレポートにおける1つ1つの文章は，それらを正確に伝えるという目的を持っているのである．より文章の合目的性を明確にするために，1つのセンテンスに，「情報」，「事実」，ならびに「意見」を混在させないことが肝要である．上記の点に留意し，明快・簡潔な文章となるように注意する．

題目	実習の内容を明快・簡潔に1つの文章で記す．多くの場合，あらかじめ実習のタイトルが学生用シラバスなどに明記されているので，それを書く．
目的	教科書と実習書などに明記されている既成事実を「情報」や「事実」として論理を構築し，行った実習の「意義」を説明する．さらに，その実習を行うと「何」が「どこまで」明らかになるのかを簡潔に明記する．
材料と方法	「目的」に明記した「何」を「どこまで」明らかにするために，「何を用い」，「どのように行ったか」を具体的に説明する．図等を記述してもよい．
結果	行った実習の結果を「事実」として正確に記入する．本章の最後に結果を記入するレポートが用意されている．

考察 | 　結果をもとにして「意見」を展開する．意見には根拠があることが大切である．根拠とは情報と事実であるから，目的に述べた内容のエッセンスや結果を記述してもよい．しかし，単なる反復にならないように注意する．さらに，そのエッセンスや結果と「意見」が混在しないように書き分けが大切である．また，「意見」は，詳細には「推論」，「判断」，「到達した結論」に分類できる．「感想」を書く必要はない．この点に留意し考察を書くと，「何」が「どこまで」明らかになったかを正確に述べることができる．

資　料

付表 1　普通室内空気試験成績判定基準表（日本薬学会）

試験項目		季節	成績表示区分 A	B	C	D	E
温度条件	気温（℃）	夏	24-25 冷房の場合 25-26	26 23	27 22-21	28 20	>29 <19
		春秋	22-24	25 21	26 20	27 19	>28 <18
		冬	22-23	24 21-20	25 19	26 18	>27 <17
	気湿（％）		50-60	61-65 49-45	66-70 44-40	71-80 39-30	>81 <29
	気動（m/sec）	夏	0.40-0.50	0.51-0.74 0.39-0.25	0.75-1.09 0.24-0.10	1.10-1.49 0.09-0.04	>1.56 <0.03
		春秋	0.30-0.40	0.41-0.57 0.29-0.17	0.58-0.82 0.16-0.08	0.83-1.15 0.07-0.03	>1.16 <0.02
		冬	0.20-0.30	0.31-0.45 0.19-0.12	0.46-0.65 0.11-0.06	0.66-0.99 0.05-0.02	>1.00 <0.01
	カタ冷却力	乾	6.0-7.0	7.1-9.0 5.9-5.0	9.1-11.0 4.9-3.5	11.1-12.9 3.4-2.1	>13.0 < 2.0
		湿	18.0-19.0	19.1-20.9 17.9-15.1	21.0-24.9 15.0-12.1	25.0-29.9 12.0-9.1	>30.0 < 9.0
	感覚温度（℃）	夏	22	23 21-20	24 19	25 18	>26 <17
		春秋	20-21	22 19	23 18	24 17	>25 <11
		冬	19	20 18	21 17	22 16	>23 <15
汚染条件	二酸化炭素（％） 普通の場合		<0.069	0.070-0.099	0.100-0.139	0.140-0.199	>0.200
	再循環式機械換気実施の場合		<0.099	0.100-0.139	0.140-0.199	0.200-0.249	>0.250
	無煙突暖房の場合（主としてガス，石油ストーブ）		<0.099	0.100-0.199	0.200-0.349	0.350-0.449	>0.450
	浮遊粒子状物質（mg/m³）		<0.09	0.1-0.29	0.3-0.9	1.0-1.9	>2.0
	細菌数（落下法5分間露出）		<29	30-74	75-149	150-299	>300

　温度（気温，感覚温度）の実測値が小数点以下の端数の場合は，四捨五入した値で判定する．

　付表Iによる室内空気の判定項目のうち，汚染条件判定項目は原則としてCO_2，塵あいおよび細菌とし，そのほか必要に応じて試験した項目を参考とする．各種試験項目の成績は，それぞれ測定値を該当する項目の判定基準表（付表I）に照らして，それがA，B，C，DおよびEのいずれかの階級に属するかにより，5：4：3：2：1の割合で評価し，採点して表示する．n個の試験項目それぞれのA階級の得点を満点（t_1, $t_2 \cdots t_n$）としたとき，各種試験項目の得点をt'_1, $t'_2 \cdots t'_n$とすれば，総合得点率は$100 \times (t'_1 + t'_2 + \cdots t'_n)/(t_1 + t_2 + \cdots t_n)$として算出される．衛生上，適ないし不適の判定は，得られた総合得点率が85以上，84〜75，74〜65を適（それぞれ優，良，可）とし，64以下を不適とする．

付表 2 水道法による水質基準

表 1 水道水水質基準（2015 年 4 月施行）

	項　　目	基　　準		項　　目	基　　準
1	一般細菌	1 ml の検水で形成される集落数が 100 以下	28	トリクロロ酢酸	0.03 mg/l 以下
			29	ブロモジクロロメタン	0.03 mg/l 以下
2	大腸菌	検出されない	30	ブロモホルム	0.09 mg/l 以下
3	カドミウム及びその化合物	カドミウムの量に関して，0.003 mg/l 以下	31	ホルムアルデヒド	0.08 mg/l 以下
4	水銀及びその化合物	水銀の量に関して，0.0005 mg/l 以下	32	亜鉛及びその化合物	亜鉛の量に関して，1.0 mg/l 以下
5	セレン及びその化合物	セレンの量に関して，0.01 mg/l 以下	33	アルミニウム及びその化合物	アルミニウムの量に関して，0.2 mg/l 以下
6	鉛及びその化合物	鉛の量に関して，0.01 mg/l 以下	34	鉄及びその化合物	鉄の量に関して，0.3 mg/l 以下
7	ヒ素及びその化合物	ヒ素の量に関して，0.01 mg/l 以下	35	銅及びその化合物	銅の量に関して，1.0 mg/l 以下
8	六価クロム化合物	六価クロムの量に関して，0.05 mg/l 以下	36	ナトリウム及びその化合物	ナトリウムの量に関して，200 mg/l 以下
9	亜硝酸態窒素	0.04 mg/l 以下	37	マンガン及びその化合物	マンガンの量に関して，0.05 mg/l 以下
10	シアン化物イオン及び塩化シアン	シアンの量に関して，0.01 mg/l 以下	38	塩化物イオン	200 mg/l 以下
11	硝酸態窒素及び亜硝酸態窒素	10 mg/l 以下	39	カルシウム，マグネシウム等（硬度）	300 mg/l 以下
12	フッ素及びその化合物	フッ素の量に関して，0.8 mg/l 以下	40	蒸発残留物	500 mg/l 以下
13	ホウ素及びその化合物	ホウ素の量に関して，1.0 mg/l 以下	41	陰イオン界面活性剤	0.2 mg/l 以下
14	四塩化炭素	0.002 mg/l 以下	42	(4 S・4 aS・8 aR)‐オクタヒドロ‐4・8 a‐ジメチルナフタレン‐4 a(2 H)‐オール（別名ジェオスミン）	0.00001 mg/l 以下
15	1・4‐ジオキサン	0.05 mg/l 以下			
16	シス‐1・2‐ジクロロエチレン及びトランス‐1・2‐ジクロロエチレン	0.04 mg/l 以下			
			43	1・2・7・7‐テトラメチルビシクロ［2・2・1］ヘプタン‐2‐オール（別名2‐メチルイソボルネオール）	0.00001 mg/l 以下
17	ジクロロメタン	0.02 mg/l 以下			
18	テトラクロロエチレン	0.01 mg/l 以下			
19	トリクロロエチレン	0.01 mg/l 以下	44	非イオン界面活性剤	0.02 mg/l 以下
20	ベンゼン	0.01 mg/l 以下	45	フェノール類	フェノールの量に換算して，0.005 mg/l 以下
21	塩素酸	0.6 mg/l 以下			
22	クロロ酢酸	0.02 mg/l 以下	46	有機物（全有機炭素（TOC）の量）	3 mg/l 以下
23	クロロホルム	0.06 mg/l 以下			
24	ジクロロ酢酸	0.03 mg/l 以下	47	pH 値	5.8 以上 8.6 以下
25	ジブロモクロロメタン	0.1 mg/l 以下	48	味	異常でない
26	臭素酸	0.01 mg/l 以下	49	臭気	異常でない
27	総トリハロメタン（クロロホルム，ジブロモクロロメタン，ブロモジクロロメタン及びブロモホルムのそれぞれの濃度の総和）	0.1 mg/l 以下	50	色度	5 度以下
			51	濁度	2 度以下

（厚生労働統計協会：国民衛生の動向 2019/2020）

表 2　水道水の水質管理目標設定項目と目標値（2015 年 4 月施行）

	項　　目	目　標　値
1	アンチモン及びその化合物	アンチモンの量に関して，0.02 mg/*l* 以下
2	ウラン及びその化合物	ウランの量に関して，0.002 mg/*l* 以下（暫定）
3	ニッケル及びその化合物	ニッケルの量に関して，0.02 mg/*l*（暫定）
4	1,2-ジクロロエタン	0.004 mg/*l* 以下
5	トルエン	0.4 mg/*l* 以下
6	フタル酸ジ（2-エチルヘキシル）	0.08 mg/*l* 以下
7	亜塩素酸	0.6 mg/*l* 以下
8	二酸化塩素	0.6 mg/*l* 以下
9	ジクロロアセトニトリル	0.01 mg/*l* 以下（暫定）
10	抱水クロラール	0.02 mg/*l* 以下（暫定）
11	農薬類	検出値と目標値の比の和として，1 以下
12	残留塩素	1 mg/*l* 以下
13	カルシウム，マグネシウム等（硬度）	10 mg/*l* 以上，100 mg/*l* 以下
14	マンガン及びその化合物	マンガンの量に関して，0.01 mg/*l* 以下
15	遊離炭酸	20 mg/*l* 以下
16	1,1,1-トリクロロエタン	0.3 mg/*l* 以下
17	メチル-*t*-ブチルエーテル	0.02 mg/*l* 以下
18	有機物等（過マンガン酸カリウム消費量）	3 mg/*l* 以下
19	臭気強度（TON）	3 以下
20	蒸発残留物	30 mg/*l* 以上，200 mg/*l* 以下
21	濁度	1 度以下
22	pH 値	7.5 程度
23	腐食性（ランゲリア指数）	－1 程度以上とし，極力 0 に近づける
24	従属栄養細菌	1 m*l* の検水で形成される集落数が 2,000 以下（暫定）
25	1,1-ジクロロエチレン	0.1 mg/*l* 以下
26	アルミニウム及びその化合物	アルミニウムの量に関して，0.1 mg/*l* 以下

付表 3 一律排水基準

表 1 健康項目

有害物質の種類	許容限度
カドミウム及びその化合物	0.03 mgCd/l
シアン化合物	1 mgCN/l
有機燐化合物(パラチオン,メチルパラチオン,メチルジメトン及び EPN に限る)	1 mg/l
鉛及びその化合物	0.1 mgPb/l
六価クロム化合物	0.5 mgCr(VI)/l
砒素及びその化合物	0.1 mgAs/l
水銀及びアルキル水銀その他の水銀化合物	0.005 mgHg/l
アルキル水銀化合物	検出されないこと
ポリ塩化ビフェニル	0.003 mg/l
トリクロロエチレン	0.1 mg/l
テトラクロロエチレン	0.1 mg/l
ジクロロメタン	0.2 mg/l
四塩化炭素	0.02 mg/l
1,2-ジクロロエタン	0.04 mg/l
1,1-ジクロロエチレン	1.0 mg/l
シス-1,2-ジクロロエチレン	0.4 mg/l
1,1,1-トリクロロエタン	3 mg/l
1,1,2-トリクロロエタン	0.06 mg/l
1,3-ジクロロプロペン	0.02 mg/l
チウラム	0.06 mg/l
シマジン	0.03 mg/l
チオベンカルブ	0.2 mg/l
ベンゼン	0.1 mg/l
セレン及びその化合物	0.1 mgSe/l
ホウ素及びその化合物	10 mgB/l(河川, 湖沼等) 230 mgB/l (海域)
フッ素及びその化合物	8 mgF/l(河川, 湖沼等) 15 mgF/l (海域)
アンモニア,アンモニウム化合物,亜硝酸化合物及び硝酸化合物	100 mg/l(アンモニア性窒素に 0.4 を乗じたもの,亜硝酸性窒素及び硝酸性窒素の合計量)
1,4-ジオキサン	0.5 mg/l

備考) 1.「検出されないこと」とは,第2条の規定に基づき環境大臣が定める方法により排出水の汚染状態を検定した場合において,その結果が当該検定方法の定量限界を下回ることをいう.
 2. 砒(ひ)素及びその化合物についての排水基準は,水質汚濁防止法施行令及び廃棄物の処理及び清掃に関する法律施行令の一部を改正する政令(昭和 49 年政令第 363 号)の施行の際現にゆう出している温泉(温泉法(昭和 23 年法律第 125 号)第2条第1項に規定するものをいう.以下同じ.)を利用する旅館業に属する事業場に係る排出水については,当分の間,適用しない.

表 2 生活環境項目

生活環境項目	許容限度
水素イオン濃度(水素指数)(pH)	海域外5.8以上～8.6以下 海域 5.0以上～9.0以下
生物化学的酸素要求量(BOD)	160 mg/l (日間平均120 mg/l)
化学的酸素要求量(COD)	160 mg/l (日間平均120 mg/l)
浮遊物質量(SS)	200 mg/l (日間平均150 mg/l)
ノルマルヘキサン抽出物質含有量(鉱油類含有量)	5 mg/l
ノルマルヘキサン抽出物質含有量(動植物油脂類含有量)	30 mg/l
フェノール類含有量	5 mg/l
銅含有量	3 mg/l
亜鉛含有量	2 mg/l
溶解性鉄含有量	10 mg/l
溶解性マンガン含有量	10 mg/l
クロム含有量	2 mg/l
大腸菌群数	日間平均3,000 個/cm³
窒素含有量	120 mg/l (日間平均60 mg/l)
燐含有量	16 mg/l (日間平均8 mg/l)

備考) 1.「日間平均」による許容限度は,1日の排出水の平均的な汚染状態について定めたものである.
 2. この表に掲げる排水基準は,1日当たりの平均的な排出水の量が 50 m³以上である工場又は事業場に係る排出水について適用する.
 3. 水素イオン濃度及び溶解性鉄含有量についての排水基準は,硫黄鉱業(硫黄と共存する硫化鉄鉱を掘採する鉱業を含む.)に属する工場又は事業場に係る排出水については適用しない.
 4. 水素イオン濃度,銅含有量,亜鉛含有量,溶解性鉄含有量,溶解性マンガン含有量及びクロム含有量についての排水基準は,水質汚濁防止法施行令及び廃棄物の処理及び清掃に関する法律施行令の一部を改正する政令の施行の際現にゆう出している温泉を利用する旅館業に属する事業場に係る排出水については,当分の間,適用しない.
 5. 生物化学的酸素要求量(BOD)についての排水基準は,海域及び湖沼以外の公共用水域に排出される排出水に限って適用し,化学的酸素要求量(COD)についての排水基準は,海域及び湖沼に排出される排出水に限って適用する.
 6. 窒素含有量についての排水基準は,窒素が湖沼植物プランクトンの著しい増殖をもたらすおそれがある湖沼として環境大臣が定める湖沼,海洋植物プランクトンの著しい増殖をもたらすおそれがある海域(湖沼であって水の塩素イオン含有量が1リットルにつき 9,000 ミリグラムを超えるものを含む.以下同じ.)として環境大臣が定める海域及びこれらに流入する公共用水域に排出される排出水に限って適用する.
 7. 燐含有量についての排水基準は,燐が湖沼植物プランクトンの著しい増殖をもたらすおそれがある湖沼として環境大臣が定める湖沼,海洋植物プランクトンの著しい増殖をもたらすおそれがある海域として環境大臣が定める海域及びこれらに流入する公共用水域に排出される排出水に限って適用する.

付表 4　水質汚濁にかかわる環境基準・人の健康の保護に関する環境基準

表 1　項目および基準値		表 2　要監視項目および指針値（公共用水域）	
項　　目	**基　準　値**	**項　目　名**	**指　針　値**
カドミウム	0.003 mg/*l* 以下	クロロホルム	0.06 mg/*l* 以下
全シアン	検出されないこと	トランス-1,2-ジクロロエチレン	0.04 mg/*l* 以下
鉛	0.01 mg/*l* 以下	1,2-ジクロロプロパン	0.06 mg/*l* 以下
六価クロム	0.05 mg/*l* 以下	p-ジクロロベンゼン	0.2 mg/*l* 以下
砒素	0.01 mg/*l* 以下	イソキサチオン	0.008 mg/*l* 以下
総水銀	0.0005 mg/*l* 以下	ダイアジノン	0.005 mg/*l* 以下
アルキル水銀	検出されないこと	フェニトロチオン（MEP）	0.003 mg/*l* 以下
PCB	検出されないこと	イソプロチオラン	0.04 mg/*l* 以下
ジクロロメタン	0.02 mg/*l* 以下	オキシン銅（有機銅）	0.04 mg/*l* 以下
四塩化炭素	0.002 mg/*l* 以下	クロロタロニル（TPN）	0.05 mg/*l* 以下
1,2-ジクロロエタン	0.004 mg/*l* 以下	プロピザミド	0.008 mg/*l* 以下
1,1-ジクロロエチレン	0.1 mg/*l* 以下	EPN	0.006 mg/*l* 以下
シス-1,2-ジクロロエチレン	0.04 mg/*l* 以下	ジクロルボス（DDVP）	0.008 mg/*l* 以下
1,1,1-トリクロロエタン	1 mg/*l* 以下	フェノブカルブ（BPMC）	0.03 mg/*l* 以下
1,1,2-トリクロロエタン	0.006 mg/*l* 以下	イプロベンホス（IBP）	0.008 mg/*l* 以下
トリクロロエチレン	0.03 mg/*l* 以下	クロルニトロフェン（CNP）	―
テトラクロロエチレン	0.01 mg/*l* 以下	トルエン	0.6 mg/*l* 以下
1,3-ジクロロプロペン	0.002 mg/*l* 以下	キシレン	0.4 mg/*l* 以下
チウラム	0.006 mg/*l* 以下	フタル酸ジエチルヘキシル	0.06 mg/*l* 以下
シマジン	0.003 mg/*l* 以下	ニッケル	―
チオベンカルブ	0.02 mg/*l* 以下	モリブデン	0.07 mg/*l* 以下
ベンゼン	0.01 mg/*l* 以下	アンチモン	0.02 mg/*l* 以下
セレン	0.01 mg/*l* 以下	塩化ビニルモノマー	0.002 mg/*l* 以下
硝酸性窒素及び亜硝酸性窒素	10 mg/*l* 以下	エピクロロヒドリン	0.002 mg/*l* 以下
フッ素	0.8 mg/*l* 以下	1,4-ジオキサン	0.002 mg/*l* 以下
ホウ素	1 mg/*l* 以下	全マンガン	0.002 mg/*l* 以下
1,4-ジオキサン	0.05 mg/*l* 以下	ウラン	0.02 mg/*l* 以下

つ（SV）サイズ		料理区分別「つ（SV）*1」サイズ（いずれも主材料の栄養素量による）				
		\multicolumn 1			1.5	
料理区分別		No.	料理名	No.	料理名	No.	料理名

料理区分別		1 No.	料理名	1 No.	料理名	1.5 No.	料理名
主食	米類（めし）(15 料理)	1 白がゆ 2 ご飯・S（茶碗軽く1杯分） 3 おにぎり（1個分）				4 ご飯・M（茶碗1杯分）
	パン類(11 料理)	16 食パン（6枚切り） 17 ぶどうパン 18 トースト（6枚切り） 19 食パン（4枚切り） 20 ロールパン（2個） 21 調理パン		22 トースト（4枚切り） 23 ピザトースト（牛乳・乳製品） 24 クロワッサン（2個）● 25 ハンバーガー●（主菜） 26 ミックスサンドイッチ●○（副菜, 主菜, 牛乳・乳製品）		
	めん類(9 料理)	31 マカロニグラタン（牛乳・乳製品） 33 焼きそば（副菜, 主菜）				
	その他穀物食品(2 料理)	36 たこ焼き（主菜） 37 お好み焼き●（副菜, 主菜）				
副菜*3	野菜(24 料理)	38 冷やしトマト 39 ほうれん草のお浸し 40 にんじんのバター煮 41 春菊のごまあえ 42 茹でブロッコリー 43 小松菜の炒め煮 44 かぼちゃの煮物 46 根菜の汁 47 きゅうりのもろみ添え 48 きゅうりとわかめの酢の物		49 キャベツのサラダ 50 レタスときゅうりのサラダ 51 野菜スープ 52 枝豆 53 なます 54 きんぴらごぼう 55 切り干し大根の煮物 56 コーンスープ 58 もやしにら炒め 61 野菜の天ぷら		
	いも類(7 料理)	62 じゃが芋のみそ汁（具だくさんの汁） 64 ポテトフライ 65 ふかし芋 66 ポテトサラダ				
	大豆以外の豆類	69 うずら豆の含め煮				
	きのこ類	70 きのこのバター炒め				
	海藻類(2 料理)	71 海藻とツナのサラダ 72 ひじきの煮物				
主菜	肉類(13 料理)	73 ウィンナーのソティ 75 ロールキャベツ（副菜） 79 肉じゃが（副菜）				
	魚類(12 料理)					
	卵類(4 料理)	98 茶碗蒸し 99 目玉焼き				
	大豆・大豆製品(4 料理)	102 冷奴 103 納豆				
牛乳・乳製品		106 ヨーグルト 107 プロセスチーズ（スライスチーズ）				
果物		109 もも 110 みかん 111 りんご		112 なし 113 ぶどう 114 かき		

*1　1つ（SV）の基準値は，炭水化物 40 g，たんぱく質 6 g，野菜重量 70 g，カルシウム 100 mg，果物重量 100 g

*2　料理は食材料の区分ごとに，低カロリーのものから高カロリーのものへと番号を付している．

*3　なお，副菜の「野菜」は，緑黄色野菜，淡色野菜の区分に分け（点線（…）はその区分を示し，点線より上側 No.38〜45 は緑黄色野菜，下側 No.46〜61 は淡色野菜を示す．）た上でカロリー順に整理した．

ンスガイド
「つ（SV）」サイズ一覧

料理区分別「つ（SV）*1」サイズ（いずれも主材料の栄養素量による）				
2	3	4	5	
No.　　料理名	No.　　料理名	No.　　料理名	No.　　料理名	No.　　料理名
5 ご飯・L（茶碗大盛り1杯分） 6 エビピラフ（副菜，主菜） 7 すし（にぎり）°（主菜） 8 親子丼（副菜，主菜） 9 天丼°（主菜） 10 ビビンバ（副菜，主菜）	11 うな重°（主菜） 12 チキンライス●.°（主菜） 13 チャーハン●（副菜，主菜） 14 カレーライス●.°（副菜，主菜） 15 カツ丼●.°（副菜，主菜）			
27 かけうどん° 28 ラーメン° 29 チャーシューメン°（副菜，主菜） 30 ざるそば°	32 スパゲッティ（ナポリタン）（副菜） 34 天ぷらうどん°（主菜） 35 天津メン●.°（主菜）			
45 ほうれん草の中国風炒め物 57 野菜の煮しめ 59 なすのしぎやき 60 キャベツの炒め物				
63 里芋の煮物 67 じゃが芋の煮物 68 コロッケ				
74 焼きとり 77 ギョーザ（副菜） 81 クリームシチュー（副菜，牛乳・乳製品）	76 鶏肉のから揚げ● 78 豚肉のしょうが焼き● 80 トンカツ● 83 ハンバーグ●（副菜） 84 酢豚●（副菜）	85 すき焼き●.°（副菜）	82 ビーフステーキ●	
86 さしみ 87 干物 89 さけの塩焼き 91 煮魚 92 さんまの塩焼き	93 魚の照り焼き 94 南蛮漬け 95 おでん°（副菜） 96 魚のフライ 97 天ぷら（盛り合わせ）●（副菜）	88 たたき 90 魚のムニエル		
100 卵焼き 101 スクランブルエッグ（オムレツ）				
104 がんもどきの煮物（副菜） 105 麻婆豆腐				
108 牛乳				

＊4　脂質20g以上含む料理については●，食塩相当量3g以上含む料理については○マークを付している．
＊5　（　）は，複合的料理の組み合せを表している．

（付表 5　つづき）　　　　　　　　　　　　　　　　　　　　　　　　　　　表 2　主な料理・食品の

番号	料理区分		料理名	主材料	料理区分別「つ(SV)*²」サイズ (いずれも主材料の栄養素量による)				
					主食	副菜	主菜	牛乳・乳製品	果物
1	主食	米類 (めし)	白がゆ	ご飯	1				
2			ご飯・S（茶碗軽く 1 杯分）	ご飯	1				
3			おにぎり（1 個分）	ご飯	1				
4			ご飯・M（茶碗 1 杯分）	ご飯	1.5				
5			ご飯・L（茶碗大盛り 1 杯分）	ご飯	2				
6			エビピラフ	ご飯，タマネギ，マッシュルーム，エビ	2	1	1		
7			すし（にぎり）	ご飯，まぐろ，イカ，エビ，卵等	2		2		
8			親子丼	ご飯，タマネギ，鶏肉，卵	2	1	2		
9			天丼	ご飯，エビ	2		1		
10			ビビンバ	ご飯，ほうれん草，大根，ぜんまい，牛肉，卵	2	2	2		
11			うな重	ご飯，うなぎ	2		3		
12			チキンライス	ご飯，鶏肉	2		1		
13			チャーハン	ご飯，にんじん，しいたけ，ピーマン，ハム，卵	2	1	2		
14			カレーライス	ご飯，じゃが芋，タマネギ，にんじん，豚肉	2	2	2		
15			カツ丼	ご飯，タマネギ，豚肉	2	1	3		
16		パン類	食パン（6 枚切り）	パン	1				
17			ぶどうパン	パン	1				
18			トースト（6 枚切り）	パン	1				
19			食パン（4 枚切り）	パン	1				
20			ロールパン（2 個）	パン	1				
21			調理パン	パン	1				
22			トースト（4 枚切り）	パン	1				
23			ピザトースト	パン，チーズ	1			4	
24			クロワッサン（2 個）	パン	1				
25			ハンバーガー	パン，合挽き肉	1		2		
26			ミックスサンドイッチ	パン，キュウリ，レタス，ハム，卵，チーズ	1	1	1	1	
27		めん類	かけうどん	うどん	2				
28			ラーメン	中華麺	2				
29			チャーシューメン	中華麺，めんま，青菜，豚肉	2	1	1		
30			ざるそば	そば	2				
31			マカロニグラタン	マカロニ，牛乳，チーズ	1			2	
32			スパゲッティ（ナポリタン）	スパゲッティ，タマネギ，にんじん，マッシュルーム，ピーマン	2	1			
33			焼きそば	中華麺，キャベツ，タマネギ，にんじん，ピーマン，豚肉	1	2	1		
34			天ぷらうどん	うどん，エビ	2		1		
35			天津メン	中華麺，卵	2		2		
36		その他穀物 食品	たこ焼き	小麦粉，たこ，卵	1		1		
37			お好み焼き	小麦粉，キャベツ，山芋，豚肉，イカ，さくらエビ	1	1	3		

「つ（SV）」サイズ及び栄養素構成

エネルギー	たんぱく質	脂質	炭水化物	カリウム	カルシウム	鉄	レチノール当量	ビタミンB₁	ビタミンB₂	ビタミンC	コレステロール	食物繊維総量	食塩相当量
kcal	g	g	g	mg	mg	mg	μg	mg	mg	mg	mg	g	g
142	2.4	0.4	30.8	35	2	0.3	0	0.03	0.01	0	0	0.2	0.0
168	2.5	0.3	37.1	29	3	0.1	0	0.02	0.01	0	0	0.3	0.0
170	2.7	0.3	37.5	50	6	0.2	23	0.02	0.02	1	0	0.6	0.7
252	3.8	0.5	55.7	44	5	0.2	0	0.03	0.02	0	0	0.5	0.0
336	5.0	0.6	74.2	58	6	0.2	0	0.04	0.02	0	0	0.6	0.0
475	13.0	9.2	81.3	245	32	1.4	57	0.12	0.09	4	72	1.9	2.2
501	21.6	6.0	85.2	336	38	1.7	168	0.16	0.18	1	154	0.6	3.7
511	20.3	6.4	88.5	455	53	1.6	93	0.14	0.33	8	232	2.1	2.5
555	16.1	8.0	96.8	336	34	0.9	20	0.09	0.13	1	90	1.1	3.7
623	22.3	19.6	86.4	815	175	4.3	426	0.22	0.39	26	121	4.8	3.0
633	24.6	17.4	88.6	358	131	1.1	1,200	0.65	0.64	0	184	0.6	3.2
652	14.1	24.5	88.1	421	29	1.6	116	0.18	0.13	11	52	2.4	3.2
696	16.4	31.1	82.5	340	51	2.2	424	0.25	0.32	24	219	2.2	2.6
761	21.6	24.9	108.2	841	58	2.1	430	0.72	0.21	30	45	4.4	3.7
865	34.1	32.5	97.9	637	64	2.6	110	0.91	0.53	7	314	2.5	3.6
158	5.6	2.6	28.0	58	17	0.4	0	0.04	0.02	0	0	1.4	0.8
215	6.6	2.8	40.9	168	26	0.7	0	0.09	0.04	0	0	1.8	0.8
218	5.6	9.1	28.0	60	19	0.4	42	0.04	0.03	0	17	1.4	0.9
238	8.4	4.0	42.0	87	26	0.5	0	0.06	0.04	0	0	2.1	1.2
190	8.1	7.2	38.9	88	35	0.6	2	0.08	0.05	0	0	1.6	1.0
283	5.8	14.8	31.5	74	26	0.8	20	0.06	0.07	0	27	1.5	1.2
297	8.4	10.4	42.0	90	27	0.5	42	0.06	0.04	0	17	2.1	1.3
335	17.8	13.7	34.6	308	390	1.1	119	0.20	0.24	17	34	2.3	2.1
358	7.1	24.1	39.5	81	19	0.5	10	0.07	0.03	0	0	1.6	1.1
503	20.7	27.7	40.5	472	56	2.2	92	0.34	0.26	7	96	2.3	2.5
545	20.8	28.7	49.6	279	186	1.6	186	0.22	0.29	15	166	2.9	3.2
404	13.4	1.4	78.4	361	41	1.2	6	0.11	0.12	1	3	2.6	5.6
426	20.4	4.8	70.1	588	80	3.7	108	0.14	0.55	5	105	3.5	3.6
431	22.5	4.0	72.8	751	102	1.6	102	0.90	0.26	14	15	4.2	5.5
432	16.0	3.1	85.3	191	35	2.7	14	0.17	0.09	1	0	6.2	3.2
450	17.6	18.3	50.8	404	217	1.3	116	0.28	0.32	12	46	2.2	2.5
518	18.6	9.8	85.3	486	66	2.1	319	0.35	0.18	26	11	5.2	2.2
539	18.6	17.2	74.8	617	84	2.2	326	0.46	0.16	44	27	6.4	1.8
638	21.8	18.6	88.6	472	56	1.4	23	0.14	0.17	2	106	3.0	4.9
680	31.7	24.7	76.5	745	120	5.1	174	0.28	0.95	9	423	5.4	4.6
324	11.9	8.7	46.5	215	43	1.9	74	0.11	0.17	1	137	1.9	1.3
547	25.1	25.4	50.1	581	116	2.4	105	0.34	0.34	20	340	2.8	2.3

（付表 5　つづき）
表 2

番号	料理区分		料理名	主材料	料理区分別「つ(SV)*2」サイズ （いずれも主材料の栄養素量による）				
					主食	副菜	主菜	牛乳・乳製品	果物
38	副菜	野菜	冷やしトマト	トマト		1			
39			ほうれん草のお浸し	ほうれん草		1			
40			にんじんのバター煮	にんじん		1			
41			春菊のごまあえ	春菊		1			
42			茹でブロッコリー	ブロッコリー		1			
43			小松菜の炒め煮	小松菜，切り干し大根		1			
44			かぼちゃの煮物	かぼちゃ		1			
45			ほうれん草の中国風炒め物	ほうれん草，もやし，たけのこ		2			
46			根菜の汁	大根，ごぼう，しいたけ，にんじん，ねぎ		1			
47			きゅうりのもろみ添え	キュウリ		1			
48			きゅうりとわかめの酢の物	キュウリ，わかめ		1			
49			キャベツのサラダ	キャベツ，キュウリ，にんじん		1			
50			レタスときゅうりのサラダ	レタス，トマト，キュウリ		1			
51			野菜スープ	キャベツ，タマネギ，にんじん，さやえんどう，セロリ		1			
52			枝豆	枝豆		1			
53			なます	大根，にんじん		1			
54			きんぴらごぼう	ごぼう，にんじん		1			
55			切り干し大根の煮物	切り干し大根，しいたけ，にんじん		1			
56			コーンスープ	スイートコーン，タマネギ		1			
57			野菜の煮しめ	里芋, しいたけ, たけのこ, にんじん, れんこん, こんにゃく, ごぼう等		2			
58			もやしにら炒め	もやし，にら，にんじん		1			
59			なすのしぎやき	なす，ピーマン		2			
60			キャベツの炒め物	キャベツ，タマネギ，しいたけ，にんじん，ピーマン		2			
61			野菜の天ぷら	かぼちゃ, さつま芋, 大根, ししとうがらし, なす, れんこん		1			
62		いも類	じゃが芋のみそ汁	じゃが芋，タマネギ，わかめ		1			
63			里芋の煮物	里芋，しいたけ，にんじん，さやいんげん		2			
64			ポテトフライ	じゃが芋		1			
65			ふかし芋	さつま芋		1			
66			ポテトサラダ	じゃが芋，キュウリ，にんじん		1			
67			じゃが芋の煮物	じゃが芋，タマネギ，にんじん		2			
68			コロッケ	じゃが芋，タマネギ		2			
69		大豆以外の豆類	うずら豆の含め煮	えんどう豆		1			
70		きのこ類	きのこのバター炒め	えのきたけ，しいたけ，しめじ		1			
71		海藻類	海藻とツナのサラダ	とさかのり，キュウリ，わかめ		1			
72			ひじきの煮物	ひじき，にんじん		1			

つづき

エネルギー	たんぱく質	脂質	炭水化物	カリウム	カルシウム	鉄	レチノール当量	ビタミンB₁	ビタミンB₂	ビタミンC	コレステロール	食物繊維総量	食塩相当量
kcal	g	g	g	mg	mg	mg	μg	mg	mg	mg	mg	g	g
19	0.7	0.1	4.7	210	7	0.2	90	0.05	0.02	15	0	1.0	0.3
22	2.8	0.4	2.9	576	41	1.8	560	0.09	0.17	28	2	2.2	0.6
72	0.5	3.3	10.7	212	21	0.2	1,001	0.03	0.03	3	8	1.9	0.5
80	3.9	4.4	8.2	423	194	2.2	600	0.16	0.16	15	0	3.4	1.0
93	3.7	7.6	4.3	291	33	0.9	110	0.12	0.17	96	15	3.5	0.3
100	1.6	6.2	10.1	585	147	2.5	312	0.08	0.10	24	0	2.8	1.2
124	2.2	0.3	28.5	598	19	0.5	660	0.07	0.09	43	0	3.5	1.0
212	4.9	17.1	8.9	600	53	2.0	513	0.11	0.25	29	63	3.0	1.4
24	1.3	0.1	5.5	286	23	0.2	140	0.04	0.05	7	0	1.8	1.3
29	2.2	0.9	3.6	234	33	0.8	44	0.03	0.03	11	0	1.4	0.9
31	3.3	0.3	5.1	186	67	0.3	92	0.04	0.04	8	24	2.0	1.0
53	0.7	4.3	3.4	114	21	0.2	79	0.02	0.02	18	0	1.0	0.3
53	0.7	4.3	3.6	174	15	0.2	53	0.04	0.02	10	0	0.9	0.3
62	2.8	3.6	5.2	314	32	0.4	170	0.06	0.10	18	9	1.3	1.1
67	5.8	3.1	4.5	245	38	1.3	24	0.12	0.07	8	0	2.3	0.3
94	4.2	5.5	6.1	242	22	0.4	283	0.05	0.07	7	13	1.3	1.5
101	1.7	4.6	13.1	247	44	0.6	149	0.05	0.04	2	0	3.9	0.6
115	4.2	2.0	20.2	634	104	2.1	140	0.08	0.11	3	2	4.1	1.4
133	4.5	4.8	18.1	323	72	0.5	53	0.06	0.17	5	13	1.5	1.6
134	7.8	2.8	20.5	766	92	1.4	215	0.12	0.11	16	0	4.3	2.3
193	4.4	17.0	3.3	170	14	0.4	131	0.15	0.08	9	14	1.4	1.0
207	3.2	13.9	17.1	337	39	1.0	37	0.06	0.07	27	1	3.4	1.8
213	5.2	17.3	10.3	403	55	0.6	227	0.18	0.11	54	14	3.5	1.3
234	4.1	11.4	26.9	373	30	0.8	158	0.09	0.10	26	42	2.5	0.9
74	3.5	0.9	13.7	353	37	0.8	20	0.07	0.05	19	0	2.0	1.8
118	3.3	0.3	24.5	778	21	0.7	147	0.10	0.08	8	0	3.0	1.4
122	1.6	5.1	17.6	410	3	0.4	0	0.09	0.03	35	0	1.3	0.6
131	1.2	0.2	31.2	490	47	0.6	5	0.10	0.03	20	0	3.8	0.0
169	4.6	11.8	11.3	306	14	0.7	159	0.17	0.08	29	31	1.1	1.0
172	6.5	4.0	26.1	575	14	0.7	213	0.26	0.10	38	13	2.1	1.7
312	7.9	18.4	28.2	568	24	1.0	15	0.25	0.12	47	45	2.3	1.2
109	4.3	0.5	22.0	174	13	1.0	1	0.14	0.03	0	0	3.5	0.1
73	2.0	6.7	4.2	232	2	0.6	42	0.11	0.22	3	17	2.7	0.3
67	4.7	4.5	3.7	161	67	0.6	60	0.02	0.04	3	9	2.6	1.0
95	3.0	4.5	12.5	522	168	5.9	335	0.05	0.13	1	0	4.9	1.3

（付表 5　つづき）　　　表2

番号	料理区分		料理名	主材料	料理区分別「つ(SV)*²」サイズ (いずれも主材料の栄養素量による)				
					主食	副菜	主菜	牛乳・乳製品	果物
73	主菜	肉類	ウィンナーのソティ	ウィンナー			1		
74			焼きとり	鶏肉			2		
75			ロールキャベツ	豚肉，ベーコン，キャベツ，タマネギ		3	1		
76			鶏肉のから揚げ	鶏肉			3		
77			ギョーザ	豚肉，キャベツ	1		2		
78			豚肉のしょうが焼き	豚肉			3		
79			肉じゃが	牛肉，じゃが芋，しらたき，タマネギ		3	1		
80			トンカツ	豚肉			3		
81			クリームシチュー	鶏肉，じゃが芋，タマネギ，にんじん，ブロッコリー，マッシュルーム，牛乳		3	2	1	
82			ビーフステーキ	牛肉			5		
83			ハンバーグ	牛肉，豚肉，タマネギ，レタス	1		3		
84			酢豚	豚肉，タマネギ，にんじん，たけのこ，ピーマン		2	3		
85			すき焼き	牛肉，卵，豆腐，しらたき，春菊，しいたけ，ねぎ		2	4		
86		魚類	さしみ	まぐろ，イカ			2		
87			干物	かます			2		
88			たたき	かつお			3		
89			さけの塩焼き	さけ			2		
90			魚のムニエル	さけ			3		
91			煮魚	さば			2		
92			さんまの塩焼き	さんま			2		
93			魚の照り焼き	ぶり			2		
94			南蛮漬け	あじ			2		
95			おでん	豆腐，さつま揚げ，ちくわ，大根，こんにゃく，里芋，ふき，ごぼう		4	2		
96			魚のフライ	たら			2		
97			天ぷら（盛り合わせ）	きす，イカ，エビ，大根，さつま芋，にんじん，しいたけ，ししとうがらし	1		2		
98		卵類	茶碗蒸し	卵，鶏肉，かまぼこ			1		
99			目玉焼き	卵			1		
100			卵焼き	卵			2		
101			スクランブルエッグ（オムレツ）	卵			2		
102		大豆・大豆製品	冷奴	豆腐			1		
103			納豆	納豆			1		
104			がんもどきの煮物	がんもどき，大根，にんじん，春菊	1		2		
105			麻婆豆腐	豚肉，豆腐			2		

つづき

エネルギー	たんぱく質	脂質	炭水化物	カリウム	カルシウム	鉄	レチノール当量	ビタミンB$_1$	ビタミンB$_2$	ビタミンC	コレステロール	食物繊維総量	食塩相当量
kcal	g	g	g	mg	mg	mg	µg	mg	mg	mg	mg	g	g
183	6.2	15.9	3.8	138	6	0.5	17	0.13	0.07	16	26	0.5	1.1
205	13.1	10.5	9.2	293	16	0.5	30	0.07	0.16	6	74	0.7	1.4
239	15.8	9.9	22.8	843	99	1.6	53	0.42	0.30	70	75	4.1	2.2
298	17.5	20.2	7.5	342	16	0.8	63	0.09	0.20	6	98	0.4	1.3
345	14.7	15.9	33.1	435	64	1.4	26	0.39	0.17	44	38	2.9	1.7
345	18.3	25.3	6.4	415	21	0.9	8	0.65	0.26	14	69	0.7	1.4
352	12.2	18.3	34.3	684	50	1.4	5	0.16	0.17	42	37	3.3	2.2
352	20.8	21.7	15.8	435	46	1.1	45	0.65	0.22	18	112	1.4	1.8
382	19.8	19.8	30.8	872	157	1.2	694	0.23	0.44	56	99	4.6	1.5
399	29.4	28.4	2.8	625	23	4.0	73	0.16	0.40	8	106	0.9	1.4
405	23.1	25.7	17.3	503	35	2.6	69	0.35	0.29	6	143	1.5	2.4
644	21.5	43.2	38.7	744	38	1.4	384	0.77	0.37	17	104	3.0	2.7
668	28.2	44.3	30.9	652	197	3.8	303	0.20	0.54	11	298	4.7	3.8
76	14.2	0.8	2.4	296	17	0.7	52	0.06	0.05	5	62	0.5	1.1
79	9.6	3.6	1.3	229	27	0.2	6	0.02	0.07	3	29	0.4	1.1
96	19.0	0.4	3.2	426	20	1.5	25	0.11	0.14	5	42	0.8	0.8
119	13.4	6.7	0.1	192	10	0.2	14	0.08	0.09	1	38	0.0	1.1
192	17.3	11.0	5.2	376	27	0.8	109	0.16	0.21	40	62	1.5	1.0
205	14.5	8.1	10.9	266	29	1.4	14	0.10	0.18	0	38	0.8	2.5
211	12.4	16.0	2.1	236	31	1.0	8	0.02	0.18	6	43	0.5	1.3
218	15.7	12.3	5.9	327	9	1.1	63	0.17	0.27	3	50	0.2	1.3
229	15.6	12.6	11.7	353	29	0.7	154	0.09	0.16	9	54	0.8	1.6
236	16.8	5.7	30.5	1,258	236	2.3	8	0.21	0.17	15	14	6.1	3.8
247	15.6	15.1	11.4	389	46	1.0	93	0.14	0.20	36	120	1.8	1.1
405	18.8	20.1	29.6	600	58	0.9	314	0.14	0.16	18	157	2.7	1.4
69	7.3	2.9	2.6	169	18	0.6	42	0.05	0.15	2	113	0.4	1.3
112	6.2	9.2	0.2	65	26	0.9	75	0.03	0.22	0	210	0.0	0.5
150	9.5	8.8	6.0	178	45	1.4	113	0.05	0.33	3	315	0.3	1.0
218	12.3	17.5	0.3	131	52	1.8	171	0.06	0.43	0	428	0.0	0.8
95	8.7	4.6	4.2	286	72	1.5	19	0.16	0.08	2	2	0.7	0.9
107	8.6	5.2	7.0	361	52	1.8	19	0.04	0.29	2	0	3.5	0.7
176	10.4	10.8	9.9	369	196	2.5	355	0.06	0.07	8	0	2.3	1.5
230	16.7	13.4	9.6	450	194	2.0	4	0.42	0.15	1	19	1.0	2.1

（付表 5　つづき）　　表 2

番号	料理区分		料理名	主材料	料理区分別「つ(SV)*2」サイズ（いずれも主材料の栄養素量による）				
					主食	副菜	主菜	牛乳・乳製品	果物
106	牛乳・乳製品	乳類	ヨーグルト	ヨーグルト				1	
107			プロセスチーズ(スライスチーズ)	チーズ				1	
108			牛乳	牛乳				2	
109	果物	果実類	もも	もも					1
110			みかん	みかん					1
111			りんご	りんご					1
112			なし	なし					1
113			ぶどう	ぶどう					1
114			かき	かき					1

＊1　網掛けしている欄は，脂質については20g以上，食塩相当量については3g以上を含む料理である．

＊2　1つ（SV）の基準値は，炭水化物40g，たんぱく質6g，野菜重量70g，カルシウム100mg，果物重量100g

＊3　「つ（SV）」の算出は，上記基準に照らし，1つ（SV）は2/3以上1.5未満，2つ（SV）は1.5以上2.5未満，3つ（SV）は2.5以上3.5未満，4つ（SV），5つ（SV）も先と同様とした．

＊4　食材料の重量は原則として生の重量とした（副菜重量の「つ（SV）」の算出に際し，乾物は戻した重量として扱った）．

＊5　茶碗蒸しは本来主菜ではないが，多様な活用の状況を考慮して主菜に加えた．

＊6　表中の値は，五訂日本食品標準成分表を基に算出した．

つづき

エネルギー	たんぱく質	脂質	炭水化物	カリウム	カルシウム	鉄	レチノール当量	ビタミンB₁	ビタミンB₂	ビタミンC	コレステロール	食物繊維総量	食塩相当量
kcal	g	g	g	mg	mg	mg	μg	mg	mg	mg	mg	g	g
56	3.6	0.2	9.9	125	100	0.1	0	0.02	0.12	0	3	0.0	0.2
68	4.5	5.2	0.3	12	126	0.1	56	0.01	0.08	0	16	0.0	0.6
134	6.6	7.6	9.6	300	220	0.0	78	0.08	0.30	2	24	0.0	0.2
40	0.6	0.1	10.2	180	4	0.1	1	0.01	0.01	8	0	1.3	0.0
46	0.7	0.1	12.0	150	21	0.2	170	0.10	0.03	32	0	1.0	0.0
54	0.2	0.1	14.6	110	3	0.0	3	0.02	0.01	4	0	1.5	0.0
54	0.3	0.1	14.4	140	5	0.1	0	0.02	0.01	3	0	1.9	0.0
59	0.4	0.1	15.7	130	6	0.1	3	0.04	0.01	2	0	0.5	0.0
60	0.4	0.2	15.9	170	9	0.2	70	0.03	0.02	70	0	1.6	0.0

表3　料理材料に含まれる栄養素レベルでサービング数（SV）を確認したい場合

区分	料理区分	1つ（SV）の基準となる栄養素量	摂取の目安の活用
主食	炭水化物の供給源であるごはん，パン，麺・パスタなどを主材料とする料理	主材料に含まれる炭水化物が約40g	毎食主食は欠かせません．主菜，副菜との組み合わせで適宜ごはん，パン，麺を組み合わせて下さい．3食でとれない場合は，間食時に不足分を補いましょう．
副菜	各種ビタミン，ミネラルおよび食物繊維の供給源となる野菜，いも，豆類(大豆を除く)，きのこ，海藻などを主材料とする料理	主材料の重量が約70g	日常の食生活では，どうしても主菜に偏り，野菜が不足しがちです．したがって，主菜の倍程度(毎食1〜2つ（SV）)を目安に，意識的に十分な摂取を心がけましょう．
主菜	たんぱく質の供給源となる肉，魚，卵，大豆および大豆製品などを主材料とする料理	主材料に含まれるたんぱく質が約6g	多くならないように注意して下さい．とくに油料理を多くとり過ぎると，脂質およびエネルギーが過剰に傾きやすくなります．
牛乳・乳製品	カルシウムの供給源である牛乳，ヨーグルト，チーズなど	主材料に含まれるカルシウムが約100mg	毎日コップ1杯の牛乳を目安に摂取しましょう．
果物	ビタミンC，カリウムの供給源である果実および果実的野菜	主材料の重量が約100g	毎日，適量を欠かさずとるように心がけて下さい．
菓子・嗜好飲料	1日200kcalまでを目安にして下さい． 〔せんべい 3〜4枚，ショートケーキ 小1個 日本酒 コップ1杯（200ml），ビール 缶1本半（500ml），ワイン コップ1杯（260ml）， 焼酎（ストレート） コップ半分（100ml）〕		

注：菓子・嗜好飲料のとり過ぎは，エネルギーの摂取過多に陥り，肥満につながるおそれがあります．「楽しく適度に」を忘れずに節度をもってとって下さい．
・「つ（SV）」の計算は，上記基準に照らし，1つ（SV）は2/3以上1.5未満，2つ（SV）以上は四捨五入とします．

（付表 5　つづき）

表 4　主な料理・食品の

番号	料理区分	料理名	料理区分別「つ(SV)」サイズ（いずれも主材料の栄養素量による）					料理の主材料とその重量（単位：グラム）*
			主食	副菜	主菜	牛乳・乳製品	果物	
1	主食	白がゆ	1					ご飯 40
2		ご飯・S	1					ご飯 100
3		おにぎり（1 個分）	1					ご飯 100
4		ご飯・M	1.5					ご飯 150
5		ご飯・L	2					ご飯 200
6		エビプラフ	2	1	1			ご飯 100, たまねぎ 30, マッシュルーム 20, えび 30
7		すし（にぎり）	2		2			ご飯 100, まぐろ 10, いか 10, えび 10, 卵 12
8		親子丼	2	1	2			ご飯 200, たまねぎ 60, 皮なし鶏むね肉 30, 卵 50
9		天丼	2		1			ご飯 200, えび 30
10		ビビンバ	2	2	2			ご飯 200, ほうれんそう 50, だいこん 40, ぜんまい 25, 牛かた肉 50, 卵 25
11		うな重	2		3			ご飯 200, うなぎかば焼き 80
12		チキンライス	2		1			米 100, 皮なし鶏もも肉 40
13		チャーハン	2	1	2			米 100, にんじん 20, 根深ねぎ 20, しいたけ（生）10, ピーマン 10, ハム 20, 卵 50
14		カレーライス	2	2	2			ご飯 200, じゃがいも 65, たまねぎ 65, にんじん 30, 豚もも肉 60
15		カツ丼	2	1	3			ご飯 200, たまねぎ 50, 豚もも肉 80
16		食パン（6 枚切り）	1					食パン（6 枚切り）60
17		ぶどうパン	1					ぶどうパン 80
18		トースト（6 枚切り）	1					食パン（6 枚切り）60
19	主食	食パン（4 枚切り）	1					食パン（4 枚切り）90
20		ロールパン（2 個）	1					ロールパン 60
21		調理パン	1					コッペパン 60
22		トースト（4 枚切り）	1					食パン（4 枚切り）90
23		ピザトースト	1			4		食パン（6 枚切り）60, チーズ 30
24		クロワッサン（2 個）	1					クロワッサン 80
25		ハンバーガー	1		2			コッペパン 60, 合挽き肉 70
26		ミックスサンドイッチ	1	1	1	1		食パン 100, きゅうり 40, レタス 10, ハム 20, 卵 25, チーズ 20
27		かけうどん	2					茹でうどん 300
28		ラーメン	2					中華茹でめん 230
29		チャーシューメン	2	1	1			中華茹でめん 230, メンマ 20, 青菜 30, 焼き豚 30
30		ざるそば	2					茹でそば 300
31		マカロニグラタン	1			2		マカロニ（乾）50, 牛乳 105, パルメザンチーズ 6
32		スパゲッティ（ナポリタン）	2	1				スパゲッティ（乾）100, たまねぎ 40, にんじん 20, マッシュルーム 20, ピーマン 15
33		焼きそば	1	2	1			中華蒸しめん 150, キャベツ 75, たまねぎ 50, にんじん 20, ピーマン 10, 豚もも肉 40
34		天ぷらうどん	2		1			茹でうどん 300, えび 40
35		天津メン	2		2			中華茹でめん 230, 卵 100
36		たこ焼き	1		1			小麦粉 50, たこ 20, 卵 25
37		お好み焼き	1	1	3			小麦粉 50, キャベツ 40, 山芋 20, 豚ばら肉 30, いか 40, さくらえび 2
38	副菜	冷やしトマト		1				トマト 100
39		ほうれん草のお浸し		1				ほうれんそう 80
40		にんじんのバター煮		1				にんじん 70
41		春菊のごまあえ		1				しゅんぎく 80
42		茹でブロッコリー		1				ブロッコリー 80
43		小松菜の炒め煮		1				こまつな 60, 切り干し大根 8
44		かぼちゃの煮物		1				かぼちゃ 100
45		ほうれん草の中国風炒め物		2				ほうれんそう 70, もやし 50, たけのこ 10
46		根菜の汁		1				だいこん 40, ごぼう 10, しいたけ（生）10, にんじん 10, 根深ねぎ 5
47	副菜	きゅうりのもろみ添え		1				きゅうり 80
48		きゅうりとわかめの酢の物		1				きゅうり 50, 生わかめ 25
49		キャベツのサラダ		1				キャベツ 40, きゅうり 10, にんじん 5
50		レタスときゅうりのサラダ		1				レタス 30, きゅうり 25, トマト 30
51		野菜スープ		1				キャベツ 30, たまねぎ 20, にんじん 10, さやえんどう 5, セロリ 5
52		枝豆		1				えだまめ（さやつき 100 g）50
53		なます		1				だいこん 60, にんじん 20
54		きんぴらごぼう		1				ごぼう 60, にんじん 10
55		切り干し大根の煮物		1				切り干し大根 15, しいたけ 20, にんじん 10
56		コーンスープ		1				スイートコーン 60, たまねぎ 20
57		野菜の煮しめ		2				さといも 50, しいたけ 15, にんじん 15, れんこん 15, こんにゃく 15, ごぼう 15
58		もやしにら炒め		1				緑豆もやし 80, にら 10, にんじん 5

主材料構成

番号	料理区分	料理名	料理区分別「つ(SV)」サイズ（いずれも主材料の栄養素量による）					料理の主材料とその重量（単位：グラム）*
			主食	副菜	主菜	牛乳・乳製品	果物	
59	副　菜	なすのしぎやき		2				なす 100，ピーマン 30
60		キャベツの炒め物		2				キャベツ 100，たまねぎ 25，しいたけ（生）20，にんじん 15，ピーマン 10
61		野菜の天ぷら		1				かぼちゃ 20，さつまいも 15，だいこん 15，ししとうがらし 10，なす 10，れんこん 10
62		じゃが芋のみそ汁		1				じゃがいも 50，たまねぎ 20，生わかめ 10
63		里芋の煮物		2				さといも 100，しいたけ 10，にんじん 10，さやいんげん 6
64		ポテトフライ		1				じゃがいも 100
65		ふかし芋		1				さつまいも 100
66		ポテトサラダ		1				じゃがいも 50，きゅうり 20，にんじん 10
67		じゃが芋の煮物		2				じゃがいも 50，たまねぎ 15，にんじん 15
68		コロッケ		2				じゃがいも 100，たまねぎ 20
69		うずら豆の含め煮		1				うずらまめ（乾）20
70		きのこのバター炒め		1				えのきたけ 25，しいたけ 25，しめじ 25
71		海藻とツナのサラダ		1				赤とさかのり（生）15，青とさかのり（生）15，きゅうり 20，生わかめ 20
72		ひじきの煮物		1				ひじき（乾）10，にんじん 20
73	主　菜	ウィンナーのソティ			1			ウィンナーソーセージ 45
74		焼きとり			2			皮つき鶏もも肉 75
75		ロールキャベツ	3		1			豚ひき肉 40，ベーコン 5，キャベツ 150，たまねぎ 50
76		鶏肉のから揚げ			3			皮つき鶏もも肉 100
77		ギョーザ	1		2			豚ひき肉 50，キャベツ 100
78		豚肉のしょうが焼き			3			豚かたロース肉 100
79		肉じゃが	3		1			牛かた肉 50，じゃがいも 100，しらたき 40，たまねぎ 40
80		トンカツ			3			豚ロース肉 80
81		クリームシチュー	3		2	1		皮つき鶏もも肉 75，じゃがいも 50，たまねぎ 50，にんじん 40，ブロッコリー 25，マッシュルーム 25，牛乳 105
82		ビーフステーキ			5			牛ヒレ肉 150
83		ハンバーグ	1		3			牛ひき肉 60，豚ひき肉 40，たまねぎ 40，レタス 10
84		酢豚		2	3			豚かたロース肉 100，たまねぎ 50，にんじん 25，たけのこ 20，ピーマン 8
85		すき焼き		2	4			牛かたロース肉 100，卵 50，豆腐 40，しらたき 75，しゅんぎく 30，しいたけ 20，ねぎ 20
86		さしみ			2			まぐろ 40，いか 20
87		干物			2			かます 50
88		たたき			3			かつお 70
89		さけの塩焼き			2			さけ 60
90		魚のムニエル			3			さけ 70
91		煮魚			2			さば 60
92		さんまの塩焼き			2			さんま 65
93		魚の照り焼き			2			ぶり 70
94		南蛮漬け			2			あじ 70
95		おでん		4	2			豆腐 80，さつま揚げ 50，ちくわ 15，だいこん 100，こんにゃく 80，さといも 50，ふき 15，ごぼう 10
96		魚のフライ			2			たら 60
97		天ぷら（盛り合わせ）	1		2			きす 40，いか 20，えび 15，だいこん 25，さつまいも 20，にんじん 20，しいたけ 15，ししとうがらし 10
98		茶碗蒸し			1			卵 25，鶏ささみ肉 10，かまぼこ 8
99		目玉焼き			1			卵 50
100		卵焼き			2			卵 75
101		スクランブルエッグ（オムレツ）			2			卵 100
102		冷奴			1			豆腐 150
103		納豆			1			納豆 50
104		がんもどきの煮物		1	2			がんもどき 60，だいこん 50，にんじん 20，しゅんぎく 10
105		麻婆豆腐			2			豚ひき肉 25，木綿豆腐 150
106	牛乳・乳製品	ヨーグルト				1		ヨーグルト 83
107		プロセスチーズ				1		チーズ 20
108		牛乳				2		牛乳 200
109	果　物	もも					1	もも 100
110		みかん					1	みかん 100
111		りんご					1	りんご 100
112		なし					1	なし 100
113		ぶどう					1	ぶどう 100
114		かき					1	かき 100

*本表の料理の主材料は，付表 5・表 2「つ（SV）」の算出の基となった食材料で，合わせてその重量（単位：グラム）を示した．重量（単位：グラム）はいずれも正味重量である．

（フードガイド（仮称）策定検討作業部会）

付表 6　日本人の食事摂取基準（2020 年版　使用期間 2020 年 4 月〜2025 年 3 月）
表 1　基準を策定した栄養素と指標（1 歳以上）[1]

栄養素			推定平均必要量(EAR)	推奨量(RDA)	目安量(AI)	耐容上限量(UL)	目標量(DG)
たんぱく質[2]			$○_b$	$○_b$	—	—	○[3]
脂　質		脂　質	—	—	—	—	○[3]
		飽和脂肪酸[4]	—	—	—	—	○[3]
		n-6 系脂肪酸	—	—	○	—	—
		n-3 系脂肪酸	—	—	○	—	—
		コレステロール[5]	—	—	—	—	—
炭水化物		炭水化物	—	—	—	—	○[3]
		食物繊維	—	—	—	—	○
		糖　類	—	—	—	—	—
主要栄養素バランス[2]			—	—	—	—	○[3]
ビタミン	脂溶性	ビタミン A	$○_a$	$○_a$	—	○	—
		ビタミン D[2]	—	—	○	○	—
		ビタミン E	—	—	○	○	—
		ビタミン K	—	—	○	—	—
	水溶性	ビタミン B_1	$○_c$	$○_c$	—	—	—
		ビタミン B_2	$○_c$	$○_c$	—	—	—
		ナイアシン	$○_a$	$○_a$	—	○	—
		ビタミン B_6	$○_b$	$○_b$	—	○	—
		ビタミン B_{12}	$○_a$	$○_a$	—	—	—
		葉　酸	$○_a$	$○_a$	—	○[7]	—
		パントテン酸	—	—	○	—	—
		ビオチン	—	—	○	—	—
		ビタミン C	$○_x$	$○_x$	—	—	—
ミネラル	多量	ナトリウム[6]	$○_a$	—	—	—	○
		カリウム	—	—	○	—	○
		カルシウム	$○_b$	$○_b$	—	○	—
		マグネシウム	$○_b$	$○_b$	—	○[7]	—
		リ　ン	—	—	○	○	—
	微量	鉄	$○_x$	$○_x$	—	○	—
		亜　鉛	$○_b$	$○_b$	—	○	—
		銅	$○_b$	$○_b$	—	○	—
		マンガン	—	—	○	○	—
		ヨウ素	$○_a$	$○_a$	—	○	—
		セレン	$○_a$	$○_a$	—	○	—
		クロム	—	—	○	○	—
		モリブデン	$○_b$	$○_b$	—	○	—

[1] 一部の年齢区分についてだけ設定した場合も含む．
[2] フレイル予防を図るうえでの留意事項を表の脚注として記載．
[3] 総エネルギー摂取量に占めるべき割合（％エネルギー）．
[4] 脂質異常症の重症化予防を目的としたコレステロールの量と，トランス脂肪酸の摂取に関する参考情報を表の脚注として記載．
[5] 脂質異常症の重症化予防を目的とした量を飽和脂肪酸の表の脚注に記載．
[6] 高血圧および慢性腎臓病（CKD）の重症化予防を目的とした量を表の脚注として記載．
[7] 通常の食品以外の食品からの摂取について定めた．
[a] 集団内の半数の者に不足または欠乏の症状が現れ得る摂取量をもって推定平均必要量とした栄養素．
[b] 集団内の半数の者で体内量が維持される摂取量をもって推定平均必要量とした栄養素．
[c] 集団内の半数の者で体内量が飽和している摂取量をもって推定平均必要量とした栄養素．
[x] 上記以外の方法で推定平均必要量が定められた栄養素．

（付表 6　つづき）

表2　参照体位（参照身長，参照体重）[1]

性別	男性		女性[2]	
年齢等	参照身長 (cm)	参照体重 (kg)	参照身長 (cm)	参照体重 (kg)
0〜5 （月）	61.5	6.3	60.1	5.9
6〜11 （月）	71.6	8.8	70.2	8.1
6〜8 （月）	69.8	8.4	68.3	7.8
9〜11 （月）	73.2	9.1	71.9	8.4
1〜2 （歳）	85.8	11.5	84.6	11.0
3〜5 （歳）	103.6	16.5	103.2	16.1
6〜7 （歳）	119.5	22.2	118.3	21.9
8〜9 （歳）	130.4	28.0	130.4	27.4
10〜11 （歳）	142.0	35.6	144.0	36.3
12〜14 （歳）	160.5	49.0	155.1	47.5
15〜17 （歳）	170.1	59.7	157.7	51.9
18〜29 （歳）	171.0	64.5	158.0	50.3
30〜49 （歳）	171.0	68.1	158.0	53.0
50〜64 （歳）	169.0	68.0	155.8	53.8
65〜74 （歳）	165.2	65.0	152.0	52.1
75 以上 （歳）	160.8	59.6	148.0	48.8

[1] 0〜17歳は，日本小児内分泌学会・日本成長学会合同標準値委員会による小児の体格評価に用いる身長，体重の標準値を基に，年齢区分に応じて，当該月齢及び年齢区分の中央時点における中央値を引用した．公表数値が年齢区分と合致しない場合は，同様の方法で算出した値を用いた．18歳以上は，平成28年国民健康・栄養調査における当該の性及び年齢区分における身長・体重の中央値を用いた．
[2] 妊婦，授乳婦を除く．

（参考表）　推定エネルギー必要量（kcal/日）

性別	男性			女性		
身体活動レベル[1]	I	II	III	I	II	III
0〜5 （月）	—	550	—	—	500	—
6〜8 （月）	—	650	—	—	600	—
9〜11 （月）	—	700	—	—	650	—
1〜2 （歳）	—	950	—	—	900	—
3〜5 （歳）	—	1,300	—	—	1,250	—
6〜7 （歳）	1,350	1,550	1,750	1,250	1,450	1,650
8〜9 （歳）	1,600	1,850	2,100	1,500	1,700	1,900
10〜11 （歳）	1,950	2,250	2,500	1,850	2,100	2,350
12〜14 （歳）	2,300	2,600	2,900	2,150	2,400	2,700
15〜17 （歳）	2,500	2,800	3,150	2,050	2,300	2,550
18〜29 （歳）	2,300	2,650	3,050	1,700	2,000	2,300
30〜49 （歳）	2,300	2,700	3,050	1,750	2,050	2,350
50〜64 （歳）	2,200	2,600	2,950	1,650	1,950	2,250
65〜74 （歳）	2,050	2,400	2,750	1,550	1,850	2,100
75 以上 （歳）[2]	1,800	2,100	—	1,400	1,650	—
妊婦（付加量）[3]初期				+50	+50	+50
中期				+250	+250	+250
後期				+450	+450	+450
授乳婦（付加量）				+350	+350	+350

[1] 身体活動レベルは，低い，ふつう，高いの3つのレベルとして，それぞれ I，II，III で示した．
[2] レベル II は自立している者，レベル I は自宅にいてほとんど外出しない者に相当する．レベル I は高齢者施設で自立に近い状態で過ごしている者にも適用できる値である．
[3] 妊婦個々の体格や妊娠中の体重増加量及び胎児の発育状況の評価を行うことが必要である．
注1：活用に当たっては，食事摂取状況のアセスメント，体重及び BMI の把握を行い，エネルギーの過不足は，体重の変化または BMI を用いて評価すること．
注2：身体活動レベル I の場合，少ないエネルギー消費量に見合った少ないエネルギー摂取量を維持することになるため，健康の保持・増進の観点からは，身体活動量を増加させる必要がある．

表3　身体活動レベル別にみた活動内容と活動時間の代表例

身体活動レベル[1]	低い（I）　1.50（1.40〜1.60）	ふつう（II）　1.75（1.60〜1.90）	高い（III）　2.00（1.90〜2.20）
日常生活の内容[2]	生活の大部分が座位で，静的な活動が中心の場合	座位中心の生活だが，職場内での移動や立位での作業・接客等，通勤・買い物での歩行，家事，軽いスポーツのいずれかを含む場合	移動や立位の多い仕事への従事者，あるいは，スポーツ等余暇における活発な運動習慣を持っている場合
中程度の強度（3.0〜5.9 メッツ）の身体活動の1日当たりの合計時間（時間/日）[3]	1.65	2.06	2.53
仕事での1日当たりの合計歩行時間（時間/日）[3]	0.25	0.54	1.00

[1] 代表値．（　）内はおよその範囲．
[2] Black, et al., Ishikawa-Tanaka, et al.を参考に，身体活動レベル（PAL）に及ぼす仕事時間中の労作の影響が大きいことを考慮して作成．
[3] Ishikawa-Tanaka, et al. による．

表4　目標とする BMI の範囲（18 歳以上）[1,2]

年齢（歳）	目標とする BMI （kg/m²）
18〜49	18.5〜24.9
50〜64	20.0〜24.9
65〜74[3]	21.5〜24.9
75 以上[3]	21.5〜24.9

[1] 男女共通．あくまでも参考として使用すべきである．
[2] 観察疫学研究において報告された総死亡率が最も低かった BMI を基に，疾患別の発症率と BMI の関連，死因と BMI との関連，喫煙や疾患の合併による BMI や死亡リスクへの影響，日本人の BMI の実態に配慮し，総合的に判断し目標とする範囲を設定．
[3] 高齢者では，フレイル予防及び生活習慣病の発症予防の両者に配慮する必要があることも踏まえ，当面目標とする BMI の範囲を 21.5〜24.9 kg/m² とした．

（付表 6　つづき）　　　　　表5　エネルギー産生栄養素バランス（％エネルギー）

性別	男性				女性			
	目標量[1,2]				目標量[1,2]			
年齢等	たんぱく質[3]	脂質	脂質[4]	炭水化物[5,6]	たんぱく質[3]	脂質	脂質[4]	炭水化物[5,6]
			飽和脂肪酸				飽和脂肪酸	
0～11（月）	―	―	―	―	―	―	―	―
1～2（歳）	13～20	20～30	―	50～65	13～20	20～30	―	50～65
3～5（歳）	13～20	20～30	10以下	50～65	13～20	20～30	10以下	50～65
6～7（歳）	13～20	20～30	10以下	50～65	13～20	20～30	10以下	50～65
8～9（歳）	13～20	20～30	10以下	50～65	13～20	20～30	10以下	50～65
10～11（歳）	13～20	20～30	10以下	50～65	13～20	20～30	10以下	50～65
12～14（歳）	13～20	20～30	10以下	50～65	13～20	20～30	10以下	50～65
15～17（歳）	13～20	20～30	8以下	50～65	13～20	20～30	8以下	50～65
18～29（歳）	13～20	20～30	7以下	50～65	13～20	20～30	7以下	50～65
30～49（歳）	13～20	20～30	7以下	50～65	13～20	20～30	7以下	50～65
50～64（歳）	14～20	20～30	7以下	50～65	14～20	20～30	7以下	50～65
65～74（歳）	15～20	20～30	7以下	50～65	15～20	20～30	7以下	50～65
75以上（歳）	15～20	20～30	7以下	50～65	15～20	20～30	7以下	50～65
妊婦　初期					13～20			
中期					13～20	20～30	7以下	50～65
後期					15～20			
授乳婦					15～20	20～30	7以下	50～65

[1]必要なエネルギー量を確保したうえでのバランスとすること．
[2]範囲に関しては，おおむねの値を示したものであり，弾力的に運用すること．
[3]65歳以上の高齢者について，フレイル予防を目的とした量を定めることは難しいが，身長・体重が参照体位に比べて小さい者や，特に75歳以上であって加齢に伴い身体活動量が大きく低下した者など，必要エネルギー摂取量が低い者では，下限が推奨量を下回る場合があり得る．この場合でも，下限は推奨量以上とすることが望ましい．
[4]脂質については，その構成成分である飽和脂肪酸など，質への配慮を十分に行う必要がある．
[5]アルコールを含む．ただし，アルコールの摂取を勧めるものではない．
[6]食物繊維の目標量を十分に注意すること．

表6　たんぱく質，脂質，炭水化物，食物繊維の食事摂取基準

年齢等	たんぱく質（推定平均必要量，推奨量，目安量：g/日，目標量：％エネルギー）							
	男性				女性			
	推定平均必要量	推奨量	目安量	目標量[1]	推定平均必要量	推奨量	目安量	目標量[1]
0～5（月）	―	―	10	―	―	―	10	―
6～8（月）	―	―	15	―	―	―	15	―
9～11（月）	―	―	25	―	―	―	25	―
1～2（歳）	15	20	―	13～20	15	20	―	13～20
3～5（歳）	20	25	―	13～20	20	25	―	13～20
6～7（歳）	25	30	―	13～20	25	30	―	13～20
8～9（歳）	30	40	―	13～20	30	40	―	13～20
10～11（歳）	40	45	―	13～20	40	50	―	13～20
12～14（歳）	50	60	―	13～20	45	55	―	13～20
15～17（歳）	50	65	―	13～20	45	55	―	13～20
18～29（歳）	50	65	―	13～20	40	50	―	13～20
30～49（歳）	50	65	―	13～20	40	50	―	13～20
50～64（歳）	50	65	―	14～20	40	50	―	14～20
65～74（歳）[2]	50	60	―	15～20	40	50	―	15～20
75以上（歳）[2]	50	60	―	15～20	40	50	―	15～20
妊婦（付加量）初期					＋0	＋0		13～20
中期					＋5	＋5		13～20
後期					＋20	＋25		15～20
授乳婦（付加量）					＋15	＋20	―	15～20

[1]範囲に関しては，おおむねの値を示したものであり，弾力的に運用すること．
[2]65歳以上の高齢者について，フレイル予防を目的とした量を定めることは難しいが，身長・体重が参照体位に比べて小さい者や，特に75歳以上であって加齢に伴い身体活動量が大きく低下した者など，必要エネルギー摂取量が低い者では，下限が推奨量を下回る場合があり得る．この場合でも，下限は推奨量以上とすることが望ましい．

（付表 6　つづき）　　　　　　　　　表 6　つづき

年齢等	脂質（%エネルギー）				飽和脂肪酸（%エネルギー）[2,3]	
	男性		女性		男性	女性
	目安量	目標量[1]	目安量	目標量[1]	目標量	目標量
0～5 （月）	50	－	50	－	－	－
6～11 （月）	40	－	40	－	－	－
1～2 （歳）	－	20～30	－	20～30	－	－
3～5 （歳）	－	20～30	－	20～30	10 以下	10 以下
6～7 （歳）	－	20～30	－	20～30	10 以下	10 以下
8～9 （歳）	－	20～30	－	20～30	10 以下	10 以下
10～11 （歳）	－	20～30	－	20～30	10 以下	10 以下
12～14 （歳）	－	20～30	－	20～30	10 以下	10 以下
15～17 （歳）	－	20～30	－	20～30	8 以下	8 以下
18～29 （歳）	－	20～30	－	20～30	7 以下	7 以下
30～49 （歳）	－	20～30	－	20～30	7 以下	7 以下
50～64 （歳）	－	20～30	－	20～30	7 以下	7 以下
65～74 （歳）	－	20～30	－	20～30	7 以下	7 以下
75 以上 （歳）	－	20～30	－	20～30	7 以下	7 以下
妊　婦			－	20～30		7 以下
授乳婦			－	20～30		7 以下

[1]範囲に関しては，おおむねの値を示したものである．
[2]飽和脂肪酸と同じく，脂質異常症及び循環器疾患に関与する栄養素としてコレステロールがある．コレステロールに目標量は設定しないが，これは許容される摂取量に上限が存在しないことを保証するものではない．また，脂質異常症の重症化予防の目的からは，200 mg/日未満に留めることが望ましい．
[3]飽和脂肪酸と同じく，冠動脈疾患に関与する栄養素としてトランス脂肪酸がある．日本人の大多数は，トランス脂肪酸に関する世界保健機関（WHO）の目標（1%エネルギー未満）を下回っており，トランス脂肪酸の摂取による健康への影響は，飽和脂肪酸の摂取によるものと比べて小さいと考えられる．ただし，脂質に偏った食事をしている者では，留意する必要がある．トランス脂肪酸は，人体にとって不可欠な栄養素ではなく，健康の保持・増進を図る上で積極的な摂取は勧められないことから，その摂取量は 1%エネルギー未満に留めることが望ましく，1%エネルギー未満でもできるだけ低く留めることが望ましい．

年齢等	n-6 系脂肪酸（g/日）		n-3 系脂肪酸（g/日）		炭水化物(%エネルギー)		食物繊維(g/日)	
	男性	女性	男性	女性	男性	女性	男性	女性
	目安量	目安量	目安量	目安量	目標量[1,2]	目標量[1,2]	目標量	目標量
0～5 （月）	4	4	0.9	0.9	－	－	－	－
6～11 （月）	4	4	0.8	0.8	－	－	－	－
1～2 （歳）	4	4	0.7	0.8	50～65	50～65	－	－
3～5 （歳）	6	6	1.1	1.0	50～65	50～65	8 以上	8 以上
6～7 （歳）	8	7	1.5	1.3	50～65	50～65	10 以上	10 以上
8～9 （歳）	8	7	1.5	1.3	50～65	50～65	11 以上	11 以上
10～11 （歳）	10	8	1.6	1.6	50～65	50～65	13 以上	13 以上
12～14 （歳）	11	9	1.9	1.6	50～65	50～65	17 以上	17 以上
15～17 （歳）	13	9	2.1	1.6	50～65	50～65	19 以上	18 以上
18～29 （歳）	11	8	2.0	1.6	50～65	50～65	21 以上	18 以上
30～49 （歳）	10	8	2.0	1.6	50～65	50～65	21 以上	18 以上
50～64 （歳）	10	8	2.2	1.9	50～65	50～65	21 以上	18 以上
65～74 （歳）	9	8	2.2	2.0	50～65	50～65	20 以上	17 以上
75 以上 （歳）	8	7	2.1	1.8	50～65	50～65	20 以上	17 以上
妊　婦		9		1.6		50～65		18 以上
授乳婦		10		1.8		50～65		18 以上

[1]範囲に関しては，おおむねの値を示したものである．
[2]アルコールを含む．ただし，アルコールの摂取を勧めるものではない．

（付表 6　つづき）　　　　　　　　　表7　ビタミンの食事摂取基準

| 年齢等 | ビタミン A（μgRAE/日）[1] | | | | | | | |
| | 男性 | | | | 女性 | | | |
	推定平均必要量[2]	推奨量[2]	目安量[3]	耐容上限量[3]	推定平均必要量[2]	推奨量[2]	目安量[3]	耐容上限量[3]
0〜5　（月）	－	－	300	600	－	－	300	600
6〜11（月）	－	－	400	600	－	－	400	600
1〜2　（歳）	300	400	－	600	250	350	－	600
3〜5　（歳）	350	450	－	700	350	500	－	850
6〜7　（歳）	300	400	－	950	300	400	－	1,200
8〜9　（歳）	350	500	－	1,200	350	500	－	1,500
10〜11（歳）	450	600	－	1,500	400	600	－	1,900
12〜14（歳）	550	800	－	2,100	500	700	－	2,500
15〜17（歳）	650	900	－	2,500	500	650	－	2,800
18〜29（歳）	600	850	－	2,700	450	650	－	2,700
30〜49（歳）	650	900	－	2,700	500	700	－	2,700
50〜64（歳）	650	900	－	2,700	500	700	－	2,700
65〜74（歳）	600	850	－	2,700	500	700	－	2,700
75以上（歳）	550	800	－	2,700	450	650	－	2,700
妊　婦（付加量）								
初期					＋0	＋0	－	－
中期					＋0	＋0	－	－
後期					＋60	＋80	－	－
授乳婦（付加量）					＋300	＋450	－	－

[1]レチノール活性当量（μgRAE）＝レチノール（μg）＋β-カロテン（μg）×1/12＋α-カロテン（μg）×1/24
　　　　＋β-クリプトキサンチン（μg）×1/24＋その他のプロビタミン A カロテノイド（μg）×1/24
[2]プロビタミン A カロテノイドを含む．
[3]プロビタミン A カロテノイドを含まない．

| 年齢等 | ビタミン D（μg/日）[1] | | | | ビタミン E（mg/日）[2] | | | | ビタミン K（μg/日） | |
| | 男性 | | 女性 | | 男性 | | 女性 | | 男性 | 女性 |
	目安量	耐容上限量	目安量	耐容上限量	目安量	耐容上限量	目安量	耐容上限量	目安量	目安量
0〜5　（月）	5.0	25	5.0	25	3.0	－	3.0	－	4	4
6〜11（月）	5.0	25	5.0	25	4.0	－	4.0	－	7	7
1〜2　（歳）	3.0	20	3.5	20	3.0	150	3.0	150	50	60
3〜5　（歳）	3.5	30	4.0	30	4.0	200	4.0	200	60	70
6〜7　（歳）	4.5	30	5.0	30	5.0	300	5.0	300	80	90
8〜9　（歳）	5.0	40	6.0	40	5.0	350	5.0	350	90	110
10〜11（歳）	6.5	60	8.0	60	5.5	450	5.5	450	110	140
12〜14（歳）	8.0	80	9.5	80	6.5	650	6.0	600	140	170
15〜17（歳）	9.0	90	8.5	90	7.0	750	5.5	650	160	150
18〜29（歳）	8.5	100	8.5	100	6.0	850	5.0	650	150	150
30〜49（歳）	8.5	100	8.5	100	6.0	900	5.5	700	150	150
50〜64（歳）	8.5	100	8.5	100	7.0	850	6.0	700	150	150
65〜74（歳）	8.5	100	8.5	100	7.0	850	6.5	650	150	150
75以上（歳）	8.5	100	8.5	100	6.5	750	6.5	650	150	150
妊　婦			8.5	－			6.5	－		150
授乳婦			8.5	－			7.0	－		150

[1]日照により皮膚でビタミン D が産生されることを踏まえ，フレイル予防を図る者はもとより，全年齢区分を通じて，日常生活において可能な範囲内での適度な日光浴を心がけるとともに，ビタミン D の摂取については，日照時間を考慮に入れることが重要である．
[2]α-トコフェロールについて算定した．α-トコフェロール以外のビタミン E は含んでいない．

| 年齢等 | ビタミン B₁（mg/日）[1,2,3] | | | | | | ビタミン B₂（mg/日）[2,4] | | | | | |
| | 男性 | | | 女性 | | | 男性 | | | 女性 | | |
	推定平均必要量	推奨量	目安量	推定平均必要量	推奨量	目安量	推定平均必要量	推奨量	目安量	推定平均必要量	推奨量	目安量
0〜5　（月）	－	－	0.1	－	－	0.1	－	－	0.3	－	－	0.3
6〜11（月）	－	－	0.2	－	－	0.2	－	－	0.4	－	－	0.4
1〜2　（歳）	0.4	0.5	－	0.4	0.5	－	0.5	0.6	－	0.5	0.5	－
3〜5　（歳）	0.6	0.7	－	0.6	0.7	－	0.7	0.8	－	0.6	0.8	－
6〜7　（歳）	0.7	0.8	－	0.7	0.8	－	0.8	0.9	－	0.7	0.9	－
8〜9　（歳）	0.8	1.0	－	0.8	0.9	－	0.9	1.1	－	0.9	1.0	－
10〜11（歳）	1.0	1.2	－	0.9	1.1	－	1.1	1.4	－	1.0	1.3	－
12〜14（歳）	1.2	1.4	－	1.1	1.3	－	1.3	1.6	－	1.2	1.4	－
15〜17（歳）	1.3	1.5	－	1.0	1.2	－	1.4	1.7	－	1.2	1.4	－
18〜29（歳）	1.2	1.4	－	0.9	1.1	－	1.3	1.6	－	1.0	1.2	－
30〜49（歳）	1.2	1.4	－	0.9	1.1	－	1.3	1.6	－	1.0	1.2	－
50〜64（歳）	1.1	1.3	－	0.9	1.1	－	1.2	1.5	－	1.0	1.2	－
65〜74（歳）	1.1	1.3	－	0.9	1.1	－	1.2	1.5	－	1.0	1.2	－
75以上（歳）	1.0	1.2	－	0.8	0.9	－	1.1	1.3	－	0.9	1.0	－
妊　婦（付加量）				＋0.2	＋0.2	－				＋0.2	＋0.3	－
授乳婦（付加量）				＋0.2	＋0.2	－				＋0.5	＋0.6	－

[1]チアミン塩化物塩酸塩（分子量＝337.3）の重量として示した．
[2]身体活動レベル II の推定エネルギー必要量を用いて算定した．
[3]特記事項：推定平均必要量は，ビタミン B₁ の欠乏症である脚気を予防するに足る最小必要量からではなく，尿中にビタミン B₁ の排泄量が増大し始める摂取量（体内飽和量）から算定．
[4]特記事項：推定平均必要量は，ビタミン B₂ の欠乏症である口唇炎，口角炎，舌炎などの皮膚炎を予防するに足る最小量からではなく，尿中にビタミン B₂ の排泄量が増大し始める摂取量（体内飽和量）から算定．

（付表 6　つづき）　　　　　　　　表7　つづき

年齢等	ナイアシン（mgNE/日）[1,2] 男性				女性				ビタミンB6（mg/日）[5] 男性				女性			
	推定平均必要量	推奨量	目安量	耐容上限量[3]	推定平均必要量	推奨量	目安量	耐容上限量[3]	推定平均必要量	推奨量	目安量	耐容上限量[6]	推定平均必要量	推奨量	目安量	耐容上限量[6]
0～5　（月）[4]	−	−	2	−	−	−	2	−	−	−	0.2	−	−	−	0.2	−
6～11（月）	−	−	3	−	−	−	3	−	−	−	0.3	−	−	−	0.3	−
1～2　（歳）	5	6	−	60(15)	4	5	−	60(15)	0.4	0.5	−	10	0.4	0.5	−	10
3～5　（歳）	6	8	−	80(20)	6	7	−	80(20)	0.5	0.6	−	15	0.5	0.6	−	15
6～7　（歳）	7	9	−	100(30)	7	8	−	100(30)	0.7	0.8	−	20	0.6	0.7	−	20
8～9　（歳）	9	11	−	150(35)	8	10	−	150(35)	0.8	0.9	−	25	0.8	0.9	−	25
10～11（歳）	11	13	−	200(45)	10	10	−	150(45)	1.0	1.1	−	30	1.0	1.1	−	30
12～14（歳）	12	15	−	250(60)	12	14	−	250(60)	1.2	1.4	−	40	1.0	1.3	−	40
15～17（歳）	14	17	−	300(70)	11	13	−	250(65)	1.2	1.5	−	45	1.0	1.3	−	45
18～29（歳）	13	15	−	300(80)	9	11	−	250(65)	1.1	1.4	−	55	1.0	1.1	−	45
30～49（歳）	13	15	−	350(85)	10	12	−	250(65)	1.1	1.4	−	60	1.0	1.1	−	45
50～64（歳）	12	14	−	350(85)	9	11	−	250(65)	1.1	1.4	−	55	1.0	1.1	−	45
65～74（歳）	12	14	−	300(80)	9	11	−	250(65)	1.1	1.4	−	50	1.0	1.1	−	45
75以上（歳）	11	13	−	300(75)	9	10	−	250(60)	1.1	1.4	−	50	1.0	1.1	−	40
妊　婦（付加量）					+0	+0	−	−					+0.2	+0.2	−	−
授乳婦（付加量）					+3	+3	−	−					+0.3	+0.3	−	−

[1] ナイアシン当量（NE）＝ナイアシン＋1/60トリプトファンで示した．
[2] 身体活動レベルIIの推定エネルギー必要量を用いて算定した．
[3] ニコチンアミドの重量（mg/日），（　）内はニコチン酸の重量（mg/日）．　[4] 単位は mg/日．
[5] たんぱく質の推奨量を用いて算定した（妊婦・授乳婦の付加量は除く）．　[6] ピリドキシン（分子量＝169.2）の重量として示した．

年齢等	ビタミンB12（μg/日）[1] 男性			女性			葉酸（μg/日）[2] 男性				女性			
	推定平均必要量	推奨量	目安量	推定平均必要量	推奨量	目安量	推定平均必要量	推奨量	目安量	耐容上限量[3]	推定平均必要量	推奨量	目安量	耐容上限量[3]
0～5　（月）	−	−	0.4	−	−	0.4	−	−	40	−	−	−	40	−
6～11（月）	−	−	0.5	−	−	0.5	−	−	60	−	−	−	60	−
1～2　（歳）	0.8	0.9	−	0.8	0.9	−	80	90	−	200	90	90	−	200
3～5　（歳）	0.9	1.1	−	0.9	1.1	−	90	110	−	300	90	110	−	300
6～7　（歳）	1.1	1.3	−	1.1	1.3	−	110	140	−	400	110	140	−	400
8～9　（歳）	1.3	1.6	−	1.3	1.6	−	130	160	−	500	130	160	−	500
10～11（歳）	1.6	1.9	−	1.6	1.9	−	160	190	−	700	160	190	−	700
12～14（歳）	2.0	2.4	−	2.0	2.4	−	200	240	−	900	200	240	−	900
15～17（歳）	2.0	2.4	−	2.0	2.4	−	220	240	−	900	200	240	−	900
18～29（歳）	2.0	2.4	−	2.0	2.4	−	200	240	−	900	200	240	−	900
30～49（歳）	2.0	2.4	−	2.0	2.4	−	200	240	−	1,000	200	240	−	1,000
50～64（歳）	2.0	2.4	−	2.0	2.4	−	200	240	−	1,000	200	240	−	1,000
65～74（歳）	2.0	2.4	−	2.0	2.4	−	200	240	−	900	200	240	−	900
75以上（歳）	2.0	2.4	−	2.0	2.4	−	200	240	−	900	200	240	−	900
妊　婦（付加量）				+0.3	+0.4	−					+200[4,5]	+240[4,5]	−	−
授乳婦（付加量）				+0.7	+0.8	−					+80	+100	−	−

[1] シアノコバラミン（分子量＝1,355.37）の重量として示した．
[2] プテロイルモノグルタミン酸（分子量＝441.40）の重量として示した．
[3] 通常の食品以外の食品に含まれる葉酸（狭義の葉酸）に適用する．
[4] 妊娠を計画している女性，妊娠の可能性がある女性及び妊娠初期の妊婦は，胎児の神経管閉鎖障害のリスク低減のために，通常の食品以外の食品に含まれる葉酸（狭義の葉酸）を400μg/日摂取することが望まれる．
[5] 付加量は，中期及び後期にのみ設定した．

年齢等	パントテン酸（mg/日） 男性 目安量	女性 目安量	ビオチン（μg/日） 男性 目安量	女性 目安量	ビタミンC（mg/日）[1,2] 男性			女性		
					推定平均必要量	推奨量	目安量	推定平均必要量	推奨量	目安量
0～5　（月）	4	4	4	4	−	−	40	−	−	40
6～11（月）	5	5	5	5	−	−	40	−	−	40
1～2　（歳）	3	4	20	20	35	40	−	35	40	−
3～5　（歳）	4	4	20	20	40	50	−	40	50	−
6～7　（歳）	5	5	30	30	50	60	−	50	60	−
8～9　（歳）	6	5	30	30	60	70	−	60	70	−
10～11（歳）	6	6	40	40	70	85	−	70	85	−
12～14（歳）	7	6	50	50	85	100	−	85	100	−
15～17（歳）	7	6	50	50	85	100	−	85	100	−
18～29（歳）	5	5	50	50	85	100	−	85	100	−
30～49（歳）	5	5	50	50	85	100	−	85	100	−
50～64（歳）	6	5	50	50	85	100	−	85	100	−
65～74（歳）	6	5	50	50	80	100	−	80	100	−
75以上（歳）	6	5	50	50	80	100	−	80	100	−
妊　婦		5		50				+10	+10	−
授乳婦		6		50				+40	+45	−

[1] L-アスコルビン酸（分子量＝176.12）の重量として示した．
[2] 特記事項：推定平均必要量は，ビタミンCの欠乏症である壊血病を予防するに足る最小量からではなく，心臓血管系の疾病予防効果及び抗酸化作用の観点から算定．

128

（付表 6　つづき）　　　　　　表 8　ミネラルの食事摂取基準

年齢等	ナトリウム（mg/日）[（ ）は食塩相当量（g/日）][1] 男性 推定平均必要量	目安量	目標量	女性 推定平均必要量	目安量	目標量	カリウム（mg/日）男性 目安量	目標量	女性 目安量	目標量
0～5（月）	−	100(0.3)	−	−	100(0.3)	−	400	−	400	−
6～11（月）	−	600(1.5)	−	−	600(1.5)	−	700	−	700	−
1～2（歳）	−	−	(3.0未満)	−	−	(3.0未満)	900	−	900	−
3～5（歳）	−	−	(3.5未満)	−	−	(3.5未満)	1,000	1,400以上	1,000	1,400以上
6～7（歳）	−	−	(4.5未満)	−	−	(4.5未満)	1,300	1,800以上	1,200	1,800以上
8～9（歳）	−	−	(5.0未満)	−	−	(5.0未満)	1,500	2,000以上	1,500	2,000以上
10～11（歳）	−	−	(6.0未満)	−	−	(6.0未満)	1,800	2,200以上	1,800	2,000以上
12～14（歳）	−	−	(7.0未満)	−	−	(6.5未満)	2,300	2,400以上	1,900	2,400以上
15～17（歳）	−	−	(7.5未満)	−	−	(6.5未満)	2,700	3,000以上	2,000	2,600以上
18～29（歳）	600(1.5)	−	(7.5未満)	600(1.5)	−	(6.5未満)	2,500	3,000以上	2,000	2,600以上
30～49（歳）	600(1.5)	−	(7.5未満)	600(1.5)	−	(6.5未満)	2,500	3,000以上	2,000	2,600以上
50～64（歳）	600(1.5)	−	(7.5未満)	600(1.5)	−	(6.5未満)	2,500	3,000以上	2,000	2,600以上
65～74（歳）	600(1.5)	−	(7.5未満)	600(1.5)	−	(6.5未満)	2,500	3,000以上	2,000	2,600以上
75以上（歳）	600(1.5)	−	(7.5未満)	600(1.5)	−	(6.5未満)	2,500	3,000以上	2,000	2,600以上
妊婦				600(1.5)	−	(6.5未満)			2,000	2,600以上
授乳婦				600(1.5)	−	(6.5未満)			2,200	2,600以上

[1]高血圧及び慢性腎臓病（CKD）の重症化予防のための食塩相当量の量は，男女とも 6.0 g/日未満とした．

年齢等	カルシウム（mg/日）男性 推定平均必要量	推奨量	目安量	耐容上限量	女性 推定平均必要量	推奨量	目安量	耐容上限量	マグネシウム（mg/日）男性 推定平均必要量	推奨量	目安量	耐容上限量[1]	女性 推定平均必要量	推奨量	目安量	耐容上限量[1]
0～5（月）	−	−	200	−	−	−	200	−	−	−	20	−	−	−	20	−
6～11（月）	−	−	250	−	−	−	250	−	−	−	60	−	−	−	60	−
1～2（歳）	350	450	−	−	350	400	−	−	60	70	−		60	70	−	
3～5（歳）	500	600	−	−	450	550	−	−	80	100	−		80	100	−	
6～7（歳）	500	600	−	−	450	550	−	−	110	130	−		110	130	−	
8～9（歳）	550	650	−	−	600	750	−	−	140	170	−		140	160	−	
10～11（歳）	600	700	−	−	600	750	−	−	180	210	−		180	220	−	
12～14（歳）	850	1,000	−	−	700	800	−	−	250	290	−		240	290	−	
15～17（歳）	650	800	−	−	550	650	−	−	300	360	−		260	310	−	
18～29（歳）	650	800	−	2,500	550	650	−	2,500	280	340	−		230	270	−	
30～49（歳）	600	750	−	2,500	550	650	−	2,500	310	370	−		240	290	−	
50～64（歳）	600	750	−	2,500	550	650	−	2,500	310	370	−		240	290	−	
65～74（歳）	600	750	−	2,500	550	650	−	2,500	290	350	−		230	280	−	
75以上（歳）	600	700	−	2,500	500	600	−	2,500	270	320	−		220	260	−	
妊婦（付加量）					+0	+0	−	−					+30	+40	−	−
授乳婦（付加量）					+0	+0	−	−					+0	+0	−	−

[1]通常の食品以外からの摂取量の耐容上限量は，成人の場合 350 mg/日，小児では 5 mg/kg 体重/日とした．それ以外の通常の食品からの摂取の場合，耐容上限量は設定しない．

年齢等	リン（mg/日）男性 目安量	耐容上限量	女性 目安量	耐容上限量	鉄（mg/日）男性 推定平均必要量	推奨量	目安量	耐容上限量	女性 月経なし 推定平均必要量	推奨量	月経あり 推定平均必要量	推奨量	目安量	耐容上限量
0～5（月）	120	−	120	−	−	−	0.5	−	−	−	−	−	0.5	−
6～11（月）	260	−	260	−	3.5	5.0	−	−	3.5	4.5	−	−	−	−
1～2（歳）	500	−	500	−	3.0	4.5	−	25	3.0	4.5	−	−	−	20
3～5（歳）	700	−	700	−	4.0	5.5	−	25	4.0	5.5	−	−	−	25
6～7（歳）	900	−	800	−	5.0	5.5	−	30	4.5	5.5	−	−	−	30
8～9（歳）	1,000	−	1,000	−	6.0	7.0	−	35	6.0	7.5	−	−	−	35
10～11（歳）	1,100	−	1,000	−	7.0	8.5	−	35	7.0	8.5	10.0	12.0	−	35
12～14（歳）	1,200	−	1,000	−	8.0	10.0	−	40	7.0	8.5	10.0	12.0	−	40
15～17（歳）	1,200	−	900	−	8.0	10.0	−	50	5.5	7.0	8.5	10.5	−	40
18～29（歳）	1,000	3,000	800	3,000	6.5	7.5	−	50	5.5	6.5	8.5	10.5	−	40
30～49（歳）	1,000	3,000	800	3,000	6.5	7.5	−	50	5.5	6.5	9.0	10.5	−	40
50～64（歳）	1,000	3,000	800	3,000	6.5	7.5	−	50	5.5	6.5	9.0	11.0	−	40
65～74（歳）	1,000	3,000	800	3,000	6.0	7.5	−	50	5.0	6.0	−	−	−	40
75以上（歳）	1,000	3,000	800	3,000	6.0	7.0	−	50	5.0	6.0	−	−	−	40
妊婦 初期			800	−					+2.0[1]	+2.5[1]	−	−	−	−
中期・後期			800	−					+8.0[1]	+9.5[1]	−	−	−	−
授乳婦			800	−					+2.0[1]	+2.5[1]	−	−	−	−

[1]鉄の妊婦，授乳婦の食事摂取基準は付加量．

（付表 6　つづき）　　　　　　　　表 8　つづき

年齢等	亜鉛 (mg/日)								銅 (mg/日)								マンガン (mg/日)			
	男性				女性				男性				女性				男性		女性	
	推定平均必要量	推奨量	目安量	耐容上限量	推定平均必要量	推奨量	目安量	耐容上限量	推定平均必要量	推奨量	目安量	耐容上限量	推定平均必要量	推奨量	目安量	耐容上限量	目安量	耐容上限量	目安量	耐容上限量
0〜5（月）	−	−	2	−	−	−	2	−	−	−	0.3	−	−	−	0.3	−	0.01	−	0.01	−
6〜11（月）	−	−	3	−	−	−	3	−	−	−	0.3	−	−	−	0.3	−	0.5	−	0.5	−
1〜2（歳）	3	3	−	−	2	3	−	−	0.3	0.3	−	−	0.2	0.3	−	−	1.5	−	1.5	−
3〜5（歳）	3	4	−	−	3	3	−	−	0.3	0.4	−	−	0.3	0.3	−	−	1.5	−	1.5	−
6〜7（歳）	4	5	−	−	3	4	−	−	0.4	0.4	−	−	0.4	0.4	−	−	2.0	−	2.0	−
8〜9（歳）	5	6	−	−	4	5	−	−	0.4	0.5	−	−	0.4	0.5	−	−	2.5	−	2.5	−
10〜11（歳）	6	7	−	−	5	6	−	−	0.5	0.6	−	−	0.5	0.6	−	−	3.0	−	3.0	−
12〜14（歳）	9	10	−	−	7	8	−	−	0.7	0.8	−	−	0.6	0.8	−	−	4.0	−	4.0	−
15〜17（歳）	10	12	−	−	7	8	−	−	0.8	0.9	−	−	0.6	0.7	−	−	4.0	−	4.0	−
18〜29（歳）	9	11	−	40	7	8	−	35	0.7	0.9	−	7	0.6	0.7	−	7	4.0	11	3.5	11
30〜49（歳）	9	11	−	45	7	8	−	35	0.7	0.9	−	7	0.6	0.7	−	7	4.0	11	3.5	11
50〜64（歳）	9	11	−	45	7	8	−	35	0.7	0.9	−	7	0.6	0.7	−	7	4.0	11	3.5	11
65〜74（歳）	9	11	−	40	7	8	−	35	0.7	0.9	−	7	0.6	0.7	−	7	4.0	11	3.5	11
75以上（歳）	9	10	−	40	6	8	−	30	0.7	0.8	−	7	0.6	0.7	−	7	4.0	11	3.5	11
妊　婦[1]					+1	+2	−	−					+0.1	+0.1	−	−			3.5	−
授乳婦[1]					+3	+4	−	−					+0.5	+0.6	−	−			3.5	−

[1] 亜鉛，銅の妊婦，授乳婦の食事摂取基準は付加量.

年齢等	ヨウ素 (μg/日)								セレン (μg/日)							
	男性				女性				男性				女性			
	推定平均必要量	推奨量	目安量	耐容上限量	推定平均必要量	推奨量	目安量	耐容上限量	推定平均必要量	推奨量	目安量	耐容上限量	推定平均必要量	推奨量	目安量	耐容上限量
0〜5（月）	−	−	100	250	−	−	100	250	−	−	15	−	−	−	15	−
6〜11（月）	−	−	130	250	−	−	130	250	−	−	15	−	−	−	15	−
1〜2（歳）	35	50	−	300	35	50	−	300	10	10	−	100	10	10	−	100
3〜5（歳）	45	60	−	400	45	60	−	400	10	15	−	100	10	10	−	100
6〜7（歳）	55	75	−	550	55	75	−	550	15	15	−	150	15	15	−	150
8〜9（歳）	65	90	−	700	65	90	−	700	15	20	−	200	15	20	−	200
10〜11（歳）	80	110	−	900	80	110	−	900	20	25	−	250	20	25	−	250
12〜14（歳）	95	140	−	2,000	95	140	−	2,000	25	30	−	350	25	30	−	300
15〜17（歳）	100	140	−	3,000	100	140	−	3,000	30	35	−	400	20	25	−	350
18〜29（歳）	95	130	−	3,000	95	130	−	3,000	25	30	−	450	20	25	−	350
30〜49（歳）	95	130	−	3,000	95	130	−	3,000	25	30	−	450	20	25	−	350
50〜64（歳）	95	130	−	3,000	95	130	−	3,000	25	30	−	450	20	25	−	350
65〜74（歳）	95	130	−	3,000	95	130	−	3,000	25	30	−	450	20	25	−	350
75以上（歳）	95	130	−	3,000	95	130	−	3,000	25	30	−	400	20	25	−	350
妊　婦(付加量)					+75	+110	−	2,000					+5	+5	−	−
授乳婦(付加量)					+100	+140	−	2,000					+15	+20	−	−

年齢等	クロム (μg/日)				モリブデン (μg/日)							
	男性		女性		男性				女性			
	目安量	耐容上限量	目安量	耐容上限量	推定平均必要量	推奨量	目安量	耐容上限量	推定平均必要量	推奨量	目安量	耐容上限量
0〜5（月）	0.8	−	0.8	−	−	−	2	−	−	−	2	−
6〜11（月）	1.0	−	1.0	−	−	−	5	−	−	−	5	−
1〜2（歳）	−	−	−	−	10	10	−	−	10	10	−	−
3〜5（歳）	−	−	−	−	10	10	−	−	10	10	−	−
6〜7（歳）	−	−	−	−	10	15	−	−	10	15	−	−
8〜9（歳）	−	−	−	−	15	20	−	−	15	15	−	−
10〜11（歳）	−	−	−	−	15	20	−	−	15	20	−	−
12〜14（歳）	−	−	−	−	20	25	−	−	20	25	−	−
15〜17（歳）	−	−	−	−	25	30	−	−	20	25	−	−
18〜29（歳）	10	500	10	500	20	30	−	600	20	25	−	500
30〜49（歳）	10	500	10	500	25	30	−	600	20	25	−	500
50〜64（歳）	10	500	10	500	20	30	−	600	20	25	−	500
65〜74（歳）	10	500	10	500	20	30	−	600	20	25	−	500
75以上（歳）	10	500	10	500	20	25	−	600	20	25	−	500
妊　婦[1]			10	−					+0	+0	−	−
授乳婦[1]			10	−					+3	+3	−	−

[1] モリブデンの妊婦，授乳婦の食事摂取基準は付加量.

索　　引

生活と健康
― 測定と評価法 ―

1997年1月10日	第1版第1刷発行
1999年3月20日	第1版第2刷発行
2001年2月10日	第1版第3刷発行
2004年1月20日	第2版第1刷発行
2006年1月10日	第3版第1刷発行
2008年3月20日	第3版第2刷発行
2011年3月20日	第4版第1刷発行
2016年3月1日	第5版第1刷発行
2020年3月10日	第6版第1刷発行

編　者　荒川　浩久
　　　　廣瀬　公治
　　　　安井　利一
　　　　竹下　　玲

発 行 者　木村　勝子

発 行 所　株式会社 学建書院

〒 113-0033　東京都文京区本郷 2-13-13 本郷七番館 1 F
TEL　(03)3816-3888
FAX　(03)3814-6679
http://www.gakkenshoin.co.jp
印 刷 所　あづま堂印刷㈱
製 本 所　㈲皆川製本所

ISBN978-4-7624-4600-9

●室内環境結果書　　　No.　　　　氏名＿＿＿＿＿＿＿＿＿＿＿＿＿

試 験 項 目		実 習 室	
気温	アウグスト乾湿計		
	アスマン通風乾湿計		
気湿	アウグスト乾湿計		
	アスマン通風乾湿計		
気流（カタ寒暖計）			
カタ冷却力	乾カタ度		
	湿カタ度		
感 覚 温 度			
不 快 指 数			
輻 射 熱			
気 圧			
二酸化炭素			
一酸化炭素			
塵 埃			
照 度			
騒 音			
判 定			

●騒音レベルの測定

No.　　　　氏名

測定の対象，場所，条件など	年　月　日 AM　PM
	天　候
	測定器
	測定者
	聴感補正　A，B，C

1	2	3	4	5	6	7	8	9	10

末　尾	0	1	2	3	4	5	6	7	8	9	
台											
台											
台											
台											

中央値（下限値，上限値）

騒音レベル：　　　　　　　　　　単位：

―――（　　　，　　　）

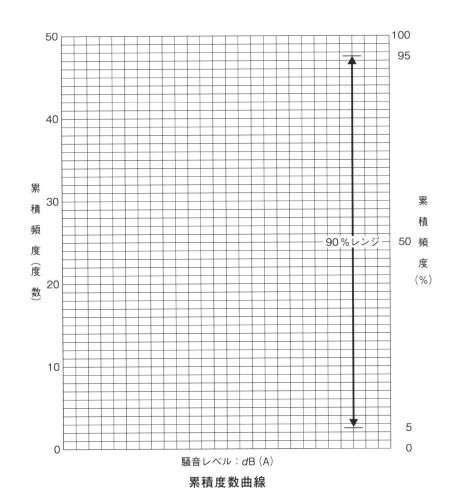

累積頻度（度数）

累積頻度（％）

90％レンジ

騒音レベル：*d*B（A）

累積度数曲線

●水質検査結果表　　No.　　　氏名＿＿＿＿＿＿＿＿＿＿＿＿＿

採 水 場 所	自　　　宅	実　習　室
採水年月日	年　月　日　時	年　月　日　時
色		
臭　　　気		
味		
pH		
亜硝酸性窒素		
硝酸性窒素		
過マンガン酸カリウム消費量	mg/l	mg/l
総　硬　度	mg/l	mg/l
残　留　塩　素	mg/l	mg/l
溶　存　酸　素	mg/l	mg/l
フ　ッ　素	mg/l	mg/l
一　般　細　菌		
大　腸　菌		
判　　　定		

●栄養状態の判定（体格測定の評価）および基礎代謝量

体 格 測 定		身　　長	体　　重	体 表 面 積
		cm	kg	m²
Broca 指数 （桂の変法）	標準体重	kg	％	
	評　価			
BMI	数　値			
	評　価			
基礎代謝量				kcal/日

●食事記録表

No.　　　　氏名　　　　　　　　　　　　　

食べた時刻	食事名	作った人	食べた場所	料　理　名	材　料　名	あなたの食べた量		備　考
						おおよその量	重量(g)	

●食事記録表

No.　　　　氏名

食べた時刻	食事名	作った人	食べた場所	料理名	材料名	あなたの食べた量		備考
						おおよその量	重量(g)	

年　　　月　　　日（　　）

●食事記録表　　　No.　　　　氏名

食べた時刻	食事名	作った人	食べた場所	料　理　名	材　料　名	あなたの食べた量		備　考
						おおよその量	重量(g)	

●食事バランスガイドを使用した調査

	食べたもの	主 食	副 菜	主 菜	牛 乳乳製品	果 物
朝食						
昼食						
夕食						
間 食夜 食						
合 計（SV）						

check! 数の分だけコマを塗ってみましょう

1 2 3 4 5 6 7 ← 主食（きいろ）
1 2 3 4 5 6 ← 副菜（みどり）
1 2 3 4 5 ← 主菜（あか）
牛乳・乳製品（むらさき） 1 2 1 2 ← 果物（あお）

判定

基礎代謝量（kcal/日）	身体活動レベル	推定エネルギー必要量（kcal）

		エネルギー（kcal）	摂取の目安（SV）				
男性	女性		主 食	副菜	主 菜	牛 乳乳製品	果 物
6〜9歳，75歳以上	6〜9歳，75歳以上，活動量の低い人	1800±200	4 - 5	5 - 6	3 - 4	2	2
10〜11歳，活動量の低い人	ほとんどの女性	2200±200	5 - 7	5 - 6	3 - 5	2	2
ほとんどの男性		2600±200	7 - 8	6 - 7	4 - 6	2 - 3	2 - 3

●食事バランスガイドを使用した調査

	食べたもの	主　食	副　菜	主　菜	牛　乳乳製品	果　物
朝食						
昼食						
夕食						
間食夜食						
合計(SV)						

check! 数の分だけコマを塗ってみましょう

1 2 3 4 5 6 7 ── 主食（きいろ）
1 2 3 4 5 6 ── 副菜（みどり）
1 2 3 4 5 ── 主菜（あか）
牛乳・乳製品（むらさき）1 2 1 2 ── 果物（あお）

判定

基礎代謝量（kcal/日）	身体活動レベル	推定エネルギー必要量（kcal）

男性	女性	エネルギー(kcal)	摂取の目安（SV）				
			主　食	副菜	主　菜	牛　乳乳製品	果　物
6〜9歳，75歳以上	6〜9歳，75歳以上，活動量の低い人	1800±200	4 - 5	5 - 6	3 - 4	2	2
10〜11歳，活動量の低い人	ほとんどの女性	2200±200	5 - 7	5 - 6	3 - 5	2	2
ほとんどの男性		2600±200	7 - 8	6 - 7	4 - 6	2 - 3	2 - 3

●食事の栄養素構成　　No.　　　氏名

食品群	食品名	重量 g	エネルギー kcal	たんぱく質 g	脂質 g	炭水化物 g	食物繊維 g	カルシウム mg	鉄 mg	ナトリウム mg	ビタミンA μgRE	ビタミンB₁ mg	ビタミンB₂ mg	ビタミンC mg	ビタミンD μg
穀　類															
いも類															
砂糖・甘味料類															
菓子類															
油脂類															
種実類															
豆　類															
魚介類															
肉　類															
卵　類															
乳　類															
野菜類															
果実類															
きのこ類															
藻　類															
し好飲料類															
調味料香辛料類															
調理加工食品類															
計															

●食事摂取基準と摂取量　　No.　　　　氏名

	食事摂取基準			摂取量（　年　月　日分）
	推奨量 （目安量）	目標量	上限量	
エネルギー（kcal/day）				
たんぱく質　　（g/day）				
総脂質（％エネルギー）				
炭水化物（％エネルギー）				
食物繊維　　　（g/day）				
カルシウム　（mg/day）				
鉄　　　　　（mg/day）				
ナトリウム　（mg/day）				
ビタミン A（μgRE/day）				
ビタミン B_1（mg/day）				
ビタミン B_2（mg/day）				
ビタミン C　（mg/day）				
ビタミン D　（μg/day）				

● 1日の行動記録表　　　No.　　　　氏名

作　　　業	内　　　容	作業時間（分）

● 1日の行動記録表　　　No.　　　　氏名 _____

作　　　業	内　　　容	作業時間（分）

● 1日の行動記録表　　　No.　　　　氏名 _____

作　　業	内　　容	作業時間（分）

●消費エネルギー量

No.　　　　　氏名　　　　　　　　　　　　

作業	内容	作業時間(分)	Af	Af×作業時間(分)/1440

●自覚症しらべ

No.　　　　氏名

作業負荷前

自 覚 症 し ら べ　　　No.

氏　　名 ＿＿＿＿＿＿＿＿＿＿＿＿＿　（男 ・ 女 ＿＿＿＿歳）

記入日・時刻 ＿＿＿月 ＿＿＿日　午前・午後 ＿＿＿＿時 ＿＿＿分記入

いまのあなたの状態についてお聞きします．つぎのようなことについて，どの程度あてはまります
か．すべての項目について，１「まったくあてはまらない」〜５「非常によくあてはまる」までの
５段階のうち，あてはまる番号１つに○をつけてください．

		まったくあてはまらない	わずかにあてはまる	すこしあてはまる	かなりあてはまる	非常によくあてはまる
1	頭がおもい	1	2	3	4	5
2	いらいらする	1	2	3	4	5
3	目がかわく	1	2	3	4	5
4	気分がわるい	1	2	3	4	5
5	おちつかない気分だ	1	2	3	4	5
6	頭がいたい	1	2	3	4	5
7	目がいたい	1	2	3	4	5
8	肩がこる	1	2	3	4	5
9	頭がぼんやりする	1	2	3	4	5
10	あくびがでる	1	2	3	4	5
11	手や指がいたい	1	2	3	4	5
12	めまいがする	1	2	3	4	5
13	ねむい	1	2	3	4	5
14	やる気がとぼしい	1	2	3	4	5
15	不安な感じがする	1	2	3	4	5
16	ものがぼやける	1	2	3	4	5
17	全身がだるい	1	2	3	4	5
18	ゆううつな気分だ	1	2	3	4	5
19	腕がだるい	1	2	3	4	5
20	考えがまとまりにくい	1	2	3	4	5
21	横になりたい	1	2	3	4	5
22	目がつかれる	1	2	3	4	5
23	腰がいたい	1	2	3	4	5
24	目がしょぼつく	1	2	3	4	5
25	足がだるい	1	2	3	4	5

（日本産業衛生学会産業疲労研究会，2002）

●自覚症しらべ

作業負荷後

自 覚 症 し ら べ　　　　No.

氏　　　名 _____ （男 ・ 女 _____歳）

記入日・時刻 _____月 _____日　午前・午後 _____時 _____分記入

いまのあなたの状態についてお聞きします．つぎのようなことについて，どの程度あてはまりますか．すべての項目について，１「まったくあてはまらない」～５「非常によくあてはまる」までの５段階のうち，あてはまる番号１つに○をつけてください．

		まったくあてはまらない	わずかにあてはまる	すこしあてはまる	かなりあてはまる	非常によくあてはまる
1	頭がおもい	1	2	3	4	5
2	いらいらする	1	2	3	4	5
3	目がかわく	1	2	3	4	5
4	気分がわるい	1	2	3	4	5
5	おちつかない気分だ	1	2	3	4	5
6	頭がいたい	1	2	3	4	5
7	目がいたい	1	2	3	4	5
8	肩がこる	1	2	3	4	5
9	頭がぼんやりする	1	2	3	4	5
10	あくびがでる	1	2	3	4	5
11	手や指がいたい	1	2	3	4	5
12	めまいがする	1	2	3	4	5
13	ねむい	1	2	3	4	5
14	やる気がとぼしい	1	2	3	4	5
15	不安な感じがする	1	2	3	4	5
16	ものがぼやける	1	2	3	4	5
17	全身がだるい	1	2	3	4	5
18	ゆううつな気分だ	1	2	3	4	5
19	腕がだるい	1	2	3	4	5
20	考えがまとまりにくい	1	2	3	4	5
21	横になりたい	1	2	3	4	5
22	目がつかれる	1	2	3	4	5
23	腰がいたい	1	2	3	4	5
24	目がしょぼつく	1	2	3	4	5
25	足がだるい	1	2	3	4	5

（日本産業衛生学会産業疲労研究会，2002）